Chris Hohlstamm von Dehnen zu Wendhausen

MIND-BODY-SOUL
DETOX
Entgifte dein Leben

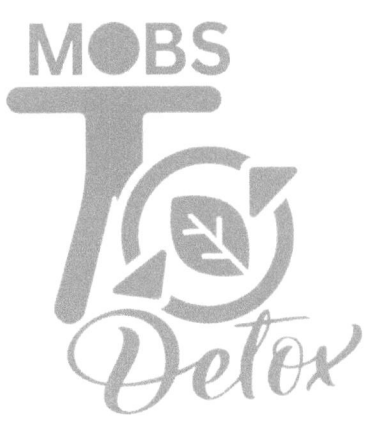

Impressum

Bibliografische Information der Deutschen Nationalbibliothek:
Die Deutsche Nationalbibliothek verzeichnet diese Publikation in der Deutschen Nationalbibliografie; detaillierte bibliografische Daten sind im Internet über http://dnb.dnb.de abrufbar.

Copyright © Mein Lebensfreudeverlag, 31559 Hohnhorst / Christopher Hohlstamm von Dehnen – Alle Rechte vorbehalten.
Ausgabe: 1. Auflage 05.2025

Grafik & Gestaltung, Lektorat: Chris Hohlstamm von Dehnen zu Wendhausen
Korrektorat: Chris Hohlstamm von Dehnen zu Wendhausen, Mein Lebensfreudeverlag

Verlag: BoD · Books on Demand GmbH, Überseering 33, 22297 Hamburg,
bod@bod.de

Druck: Libri Plureos GmbH, Friedensallee 273, 22763 Hamburg

ISBN: 978-3-8192-6348-4

FSC
www.fsc.org

MIX
Papier aus verantwortungsvollen Quellen
Paper from responsible sources
FSC® C105338

Inhaltsverzeichnis

Vorwort

Die Ernüchterung zu Anfang

Ich hoffe sehr stark, dass du dieses Buch hier nicht blindlinks gekauft hast, mit der fälschlichen Annahme „ach, da schauen wir mal rein und dann entgiftet sich alles, was mich betrifft, im Laufe der Zeit von selbst!".

Wer das glaubt, und ich möchte da aber auch niemandem zu nahetreten, der befindet sich kräftig auf dem Holzweg! Denn das Buch alleine kann das nicht und jemand anderes kann auch nicht dein Leben entgifte, egal um welchen εreich es sich handelt!

Aber die gute Nachricht ist: Du hast die Macht und alles liegt in deiner Hand, um es zu tun – deinen Mind, deinen Body, und auch deine Seele! Du hast die Voraussetzungen in dir und kannst alles Erdenkliche in den nächsten paar Wochen und Monaten tun, um dich von jeglichen Giften und Belastungen zu befreien und WIEDER ein leichtes und fröhliches Leben führen!

Und bevor ich es vergesse: In diesem, wie in allen meinen Büchern, habe ich auf die getrennte Anrede für weiblich, männlich und anders bewusst verzichtet! Niemand sollte sich deswegen auf den Schlips getreten fühlen, denn die monoton-geschlechtliche Schreibweise hier in diesem Buch dient einfach nur der Einfachheit!

Wer sich deswegen verletzt fühlen will, dem kann man sowieso nicht helfen! Ich jedoch finde, die Welt ist schon kompliziert genug! Machen wir es also nicht noch schwieriger, als es bereits ist! Daher schreibe ich nicht nur wie mir in fast 60 Jahren Lebenszeit der Schnabel gewachsen ist, sondern auch so, dass ich alle Menschen hier anspreche, ohne Ausnahme! Ok(?)! Prima, dann widmen wir uns doch auf den nächsten fast 400 Seiten dem Thema des Buches und schauen, wie du dein Leben rundum entgiften kannst, damit wieder Freude, Leichtigkeit, Unbeschwertheit Liebe, Frieden, und all die anderen wunderschön gefühlten Dinge und Zustände in dein Leben einziehen, bzw. wieder fühl- und sichtbar werden können.

Wie bereits anfangs erwähnt, ist das hier ein sehr fülliges Arbeitsbuch! Ich habe mich intensiv bemüht, den Rundumschlag zu machen und am besten keinen Bereich, der wichtig sein könnte, ausgelassen, sodass du eigentlich gar nicht irgendwo an einem Ende ankommst, sondern immer wieder an jedem deiner Tage ganz einfach darauf achtest, wo du es dir etwas leichter und schöner machen kannst, und wo du an dich herangetragene und wirkende Gifte eliminieren und dich von den Verursachern trennen kannst!

Das Leben kann so leicht und schön sein! Und das Leben ist ach leicht und schön – wenn man die Weichen dafür stellt und die Voraussetzungen dafür schafft!

Also lass uns keine Zeit verlieren und gleich loslegen! Ich weiß nicht wie es in deinem Leben ausschaut und wieviel Gifte, ob seelischer, körperlicher oder mentaler Natur vorhanden sind, doch das wirst DU im Laufe der Zeit herausfinden, die bewussten und auch die unbewussten, und du wirst ebenso im Laufe der Zeit immer leichter erkenne, was dir guttut und was nicht, und automatisch reAGIEREN, und gut isses!

In dem Zusammenhang möchte ich noch die mögliche Fülle an Möglichkeiten ansprechen, da Menschen ganz oft dazu neigen, alles auf einmal machen zu wollen und zu glauben, sie MÜSSTEN alles auf einmal tun!

Hier ein ganz klares „NÖ!". Du musst gar nix, und du solltest auch gar nix müssen. Das Einzige, was du solltest, damit dir Detox von vorneherein Spaß macht ist, einfach zu schauen, wo in deinem es etwas zu entgiften gibt, die entsprechende Technik oder Methode in DEINEM Tempo anzuwenden, und dich über die Ergebnisse zu freuen, über die kleinen und auch über die große!

Mach aus „Detox" keinen Kampfsport und auch kein Gehetze! Entspann dich, höre in dich hinein, tu, was du tun willst und lass dich im Fluss der zunehmenden Leichtigkeit aktiv treiben! Und dann ist es gut!

Ich selbst gestehe, dass ich gelegentlich dazu neige, meinen zu müssen, ich müsste und könnte alles, und alles auf einmal natürlich! Das passiert ab und zu, und immer dann, wenn ich überall bin, nur nicht bei mir, wo ich eigentlich immer sein sollte! Und DANN habe ich Stress und fühle mich matschig und doof, bis ich bemerke und denke „hey Chris, was mach ich hier eigentlich mit mir? Bin ich irre?"

Und dann merke ich, dass ich nicht irre bin, sondern nur nicht ganz bei mir wa(h)r, komme zu mir und zu Bewusstsein, und ticke wieder normal, also „normal" für meine Begriffe – was etwas mit Ruhe, Ausgeglichenheit, Harmonie, Lebensfreude und einem breiten Lächeln zu tun hat!

Warum erzähle ich dir das?

Damit du siehst, ich bin auch ein Mensch, und nur weil ich dieses grandios nutzbare Buch geschrieben habe, muss ich nicht in Perfektionswahn verfallen und meinen, ich müsste das ganze Detox-Programm umsetzen! Das ist am Ende das gleiche wie im Bereich „Gesundheit". Da ich seit über 30 Jahren praktizierender Therapeut bin, und ein paar tausend Menschen helfen durfte, weiß ich, dass wenn meine Patienten nur 5 oder 6 von 10 Gesundheits-Tipps konsequent umsetzen, dann ist schon viel Gutes getan, lass es meinetwegen auch gerne 6 oder 8 sein, und dann ist aber auch schon gesundheitlich richtig gut was am Laufen!

Und so sieht es auch bei diesem Thema hier aus! Du musst nicht alles umsetzen! Mega Respekt und alle Achtung, wenn du es tust, im Laufe der Zeit, aber selbst, wenn du nur 50 % umsetzt, wirst du schon richtig gute Ergebnisse dein Eigen nennen können und sicherlich glücklich und erheblich leichter im Herzen und körperlich sein! Und das ist das, um was es geht!

Bevor ich dieses Buch geschrieben habe

Zu Beginn, bzw. vor dem Schreiben dieses Buches, ich bin ganz ehrlich, hatte ich noch nicht wirklich eine realistische Vorstellung vom Umfang! Jetzt, am Ende des Buches angekommen, empfinde ich es schon als echten Wahnsinn, wie umfang- und facettenreich unser Leben eigentlich ist, und wie viele Bereiche es gibt, in denen du dich täglich erfolgreich vergiften kannst – egal welcher Bereich: Seele, Mind oder Body!

Wenn du vielleicht wie ich, ein heißblütiger Therapeut und Coach mit Leib und Seele bist, und machst dann 30 Jahre Praxis, dann fällt es dir unter Umständen ebenso wenig auf, was du im Laufe der Jahre so alles tust und wie du ständig dabei bist, deine Erkenntnisse in dienen Lebensalltag einzubauen. Das ist wie bei den Kindern: Wenn du die jeden Tag siehst, fällt dir nicht auf wie sie wachsen. Wenn du aber so ein Kind einmal alle 4 oder 6 Wochen siehst, dann denkst du auch „Menschenskinder, hat der oder die wieder einen Schuss gemacht". Und das meine ich damit, dass wenn Detox einfach zur Gewohnheit und Selbstverständlichkeit wird, es dir überhaupt nicht mehr auffällt, was du in dem Bereich schon alles umgesetzt hast!

Und sorry, mir fällt gerade auf, dass die Maximalaufgabe dein Leben zu entgiften so rüberkommen könnte, als müsstest du jetzt 30 Jahre tägliche Umsetzerei in 7 oder in 30 Tagen bewältigen! Natürlich NICHT! Und das ist weder die Aufforderung hier von mir, noch das Ziel des Buches!

Darum sag ich auch ganz klar: ENTSPANN dich! Mach das, was dich anspricht, wo du merkst, dass es dir guttut und, dass du es einfach in deinem Alltag umsetzen kannst, dass das Umsetzen dich motiviert und dir Kraft gibt – körperlich, mental und auch seelisch! Und noch mal sorry, aber alles andere wäre Stress und Perfektionismus, und das wäre dann das Gegenteil von Detox, nämlich nur noch Tox, und das wollen wir ja doch vermeiden!

Also, ich wünsch dir viel Spaß und viel Erfolg beim Umsetzen und Entgiften und ich freue mich, auch wenn ich es wahrscheinlich nicht mitbekomme, über deine zahlreichen und tollen Erfahrungen, auf deinem Weg, hinein in eine leichteres, einfacheres und gesünderes Leben in allen Bereichen deines Lebens!

Let´s GO!

Herzliche Grüße und dir eine wundervolle Zeit mit allem, was dich ausmacht!

Dein

Chris Hohlstamm von Dehnen

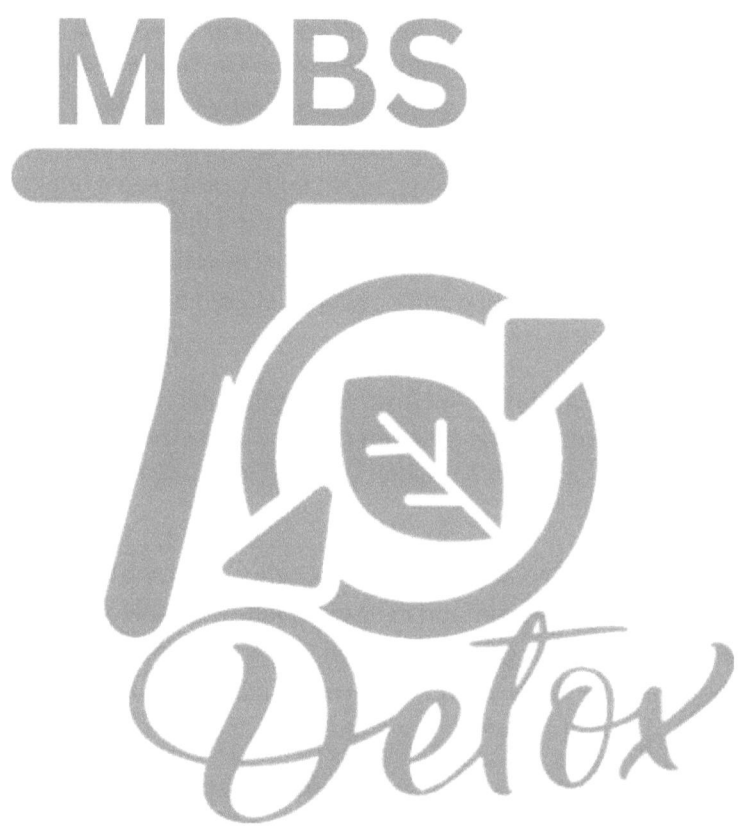

WIE DU DEINEN KÖRPER,

DEINEN GEIST UND DEINE SEELE

VON TOXISCHEM BALLAST BEFREIST

UND DEIN WAHRES SELBST

UND SEIN ENTFESSELST!

VON HERZEN VIEL ERFOLG!

Chris Hohlstamm von Dehnen z. W.

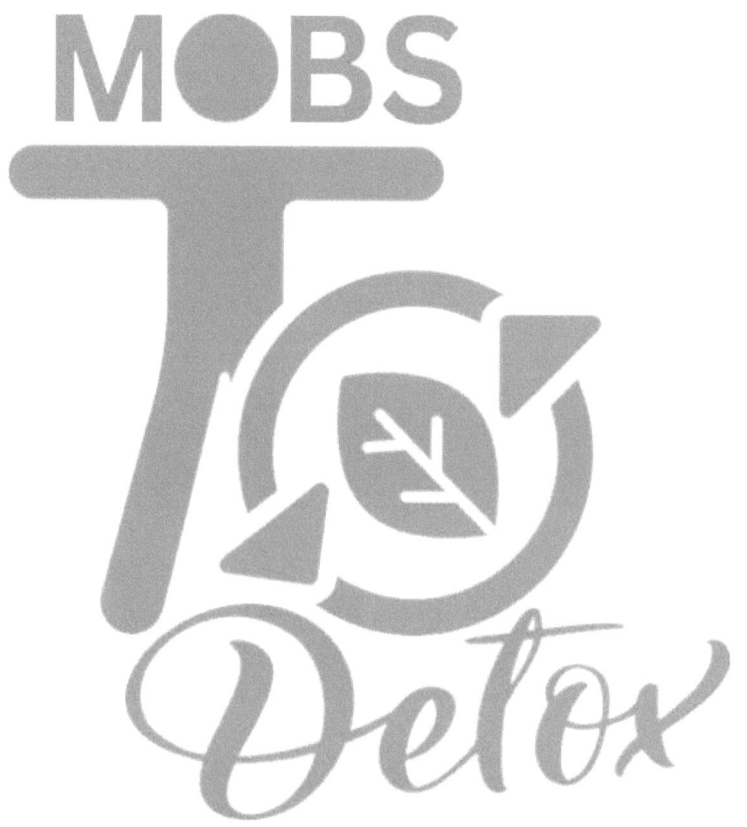

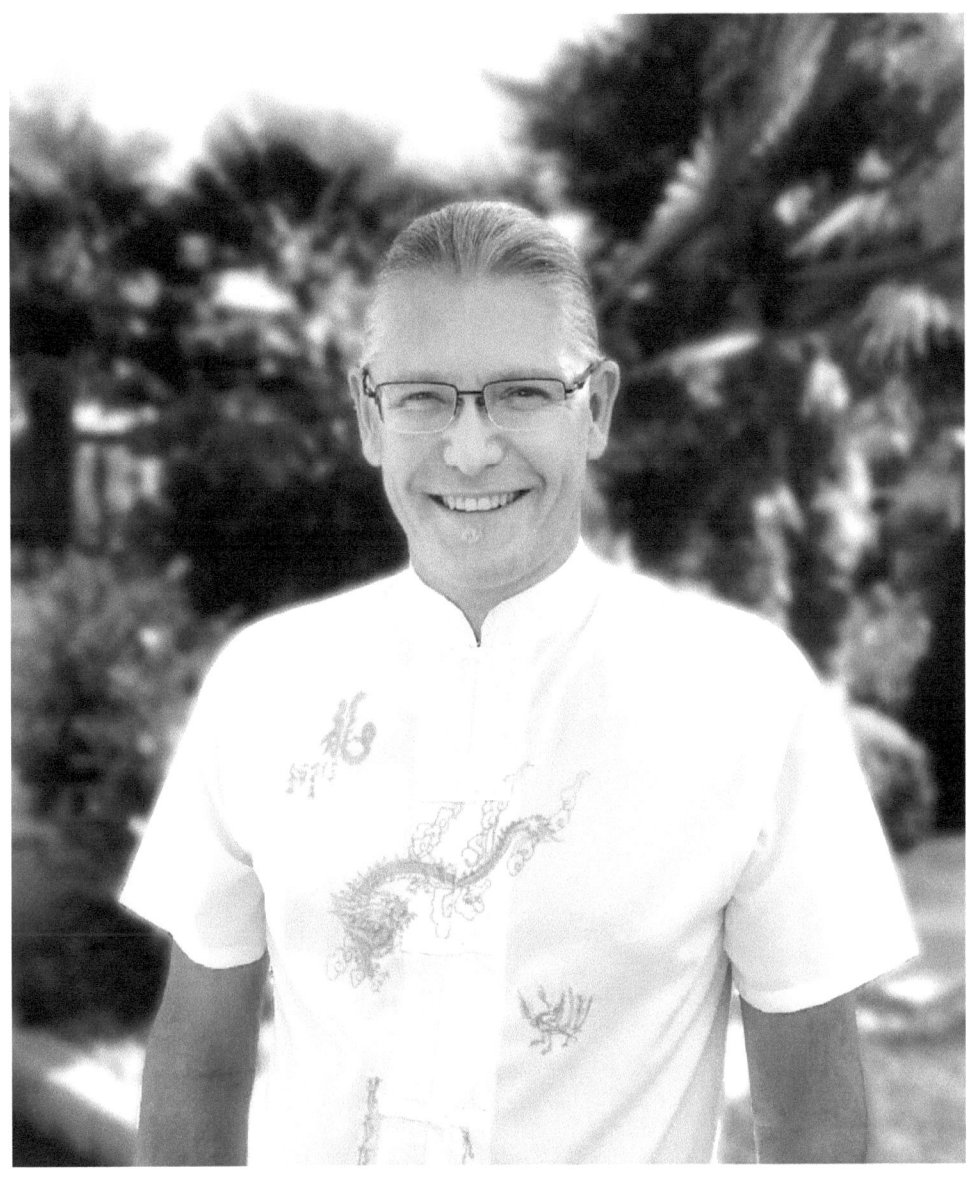

Chris Hohlstamm von Dehnen zu Wendhausen
Gesundheits- und Fitness-Coach, ganzheitlicher Therapeut

„Dein Körper und deine Gesundheit, sind die Grundlage
für ein erfülltes und glückliches Leben!"

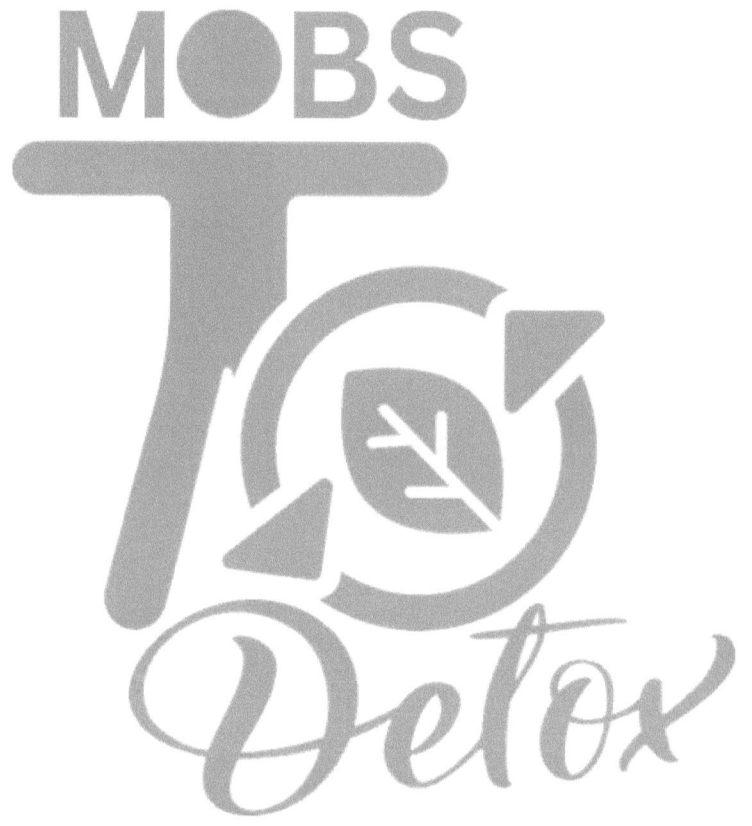

Kapitel 1: Einführung
Warum ein ganzheitlicher Detox dein Leben verändern kann

Die Bedeutung von Detox in unserer modernen Welt

Wir leben in einer Zeit, in der unser Körper, unser Geist und unsere Seele tagtäglich mit einer Flut an Belastungen konfrontiert werden. Stress, Umweltgifte, ungesunde Ernährung, emotionale Traumata und negative Gedankenmuster können sich im Laufe der Zeit ansammeln und uns energetisch, mental und körperlich aus dem Gleichgewicht bringen.

Viele Menschen fühlen sich müde, ausgelaugt, antriebslos oder sogar innerlich leer, ohne genau zu wissen, warum. Doch was wäre, wenn es einen Weg gäbe, all diese Altlasten loszulassen und sich wieder voller Energie, Klarheit und Lebensfreude zu fühlen? Genau hier setzt ein **ganzheitlicher Detox** an.

Ein Detox ist weit mehr als eine kurzzeitige Saftkur oder eine Fastenperiode – es ist ein tiefgreifender Reinigungsprozess, der Körper, Geist und Seele gleichermaßen umfasst. Indem wir nicht nur unseren Körper entgiften, sondern auch mentale und emotionale Altlasten loslassen, ermöglichen wir eine vollständige Erneuerung auf allen Ebenen unseres Seins. Detox ist der Schlüssel, um wieder in unsere Kraft zu kommen, unsere innere Balance zu finden und unser volles Potenzial zu entfalten.

Warum ein Detox notwendig ist

Viele Menschen denken bei Detox lediglich an eine Ernährungsumstellung oder die Reinigung des Körpers von Schadstoffen. Doch in Wahrheit sind wir auf weit mehr Ebenen belastet, als wir es uns bewusst machen. Ein Blick auf die verschiedenen Arten von Giftstoffen, mit denen wir konfrontiert werden, zeigt, warum eine ganzheitliche Entgiftung so wichtig ist:

1.2.1 Körperliche Giftstoffe

Unser moderner Lebensstil führt dazu, dass unser Körper tagtäglich mit Giftstoffen belastet wird. Dazu gehören:

- Schwermetalle aus Nahrung, Trinkwasser oder Zahnfüllungen
- Pestizide und Chemikalien in konventionellen Lebensmitteln
- Hormonaktive Substanzen aus Plastikverpackungen oder Kosmetika
- Luftverschmutzung und Toxine in unserer Umwelt
- Konservierungsstoffe und künstliche Zusatzstoffe in verarbeiteten Lebensmitteln

1.2.2 Mentale Giftstoffe

Nicht nur unser Körper, sondern auch unser Geist kann „verschmutzt" werden. Negative Gedanken, Ängste und limitierende Glaubenssätze belasten uns oft unbewusst. Beispiele für mentale Toxine sind:

- Selbstzweifel und negative Glaubenssätze („Ich bin nicht gut genug", „Ich werde es nie schaffen")
- Dauerhafte Überreizung durch soziale Medien und ständige Erreichbarkeit
- Gedankenkreisen und übermäßiges Grübeln
- Unverarbeitete mentale Traumata aus der Vergangenheit

1.2.3 Emotionale Giftstoffe

Emotionale Altlasten wirken oft im Unterbewusstsein und beeinflussen unser tägliches Leben, ohne dass wir es merken. Dazu gehören:

- Unverarbeitete Wut, Trauer oder Enttäuschung
- Schmerzhafte Erfahrungen aus der Kindheit oder vergangenen Beziehungen
- Emotionale Abhängigkeiten und toxische Beziehungen
- Angst vor Veränderung und Unsicherheit

1.2.4 Spirituelle Giftstoffe

Auch auf spiritueller Ebene können wir Blockaden oder Fremdenergien in uns tragen, die unseren Energiefluss und unsere Verbindung zur eigenen Essenz stören. Diese können entstehen durch:

- Unverarbeitete karmische Muster und Seelenverträge
- Energetische Belastungen aus früheren Leben oder der Ahnenlinie
- Blockaden in den Chakren oder der Aura
- Mangel an Verbindung zur eigenen Intuition und inneren Führung

Ein ganzheitlicher Detox ermöglicht es uns, auf all diesen Ebenen eine tiefgehende Reinigung zu erfahren, sodass wir wieder in unsere wahre Kraft kommen können.

_____

_____

_____

_____

1.3 Die Auswirkungen eines ganzheitlichen Detox

Ein Detox ist nicht nur ein Reinigungsprozess – er kann unser gesamtes Leben transformieren. Viele Menschen berichten nach einem Detox von tiefgreifenden Veränderungen in ihrem Wohlbefinden, ihrem Energielevel und ihrer mentalen Klarheit. Hier sind einige der wichtigsten positiven Effekte:

1.3.1 Mehr Energie und Vitalität

- Durch die Befreiung des Körpers von Schadstoffen arbeiten Organe effizienter, was sich in einem gesteigerten Energielevel zeigt.
- Die Zellen können sich besser regenerieren, was zu mehr körperlicher Leistungsfähigkeit führt.
- Müdigkeit und Antriebslosigkeit verschwinden.

1.3.2 Mentale Klarheit und Fokus

- Ein mentaler Detox hilft, sich von negativen Gedankenmustern zu befreien.
- Die Konzentrationsfähigkeit und Kreativität werden gesteigert.
- Stress wird reduziert, und der Geist fühlt sich ruhiger und geordneter an.

1.3.3 Emotionale Heilung und innere Balance

- Ein emotionaler Detox hilft dabei, alte Wunden zu heilen und loszulassen.
- Man entwickelt mehr Selbstliebe und Mitgefühl für sich selbst und andere.
- Beziehungen verbessern sich, da emotionale Altlasten nicht mehr das Verhalten beeinflussen.

1.3.4 Spirituelle Erneuerung und tiefere Verbindung zu sich selbst

- Durch einen spirituellen Detox können Blockaden in der Aura oder den Chakren gelöst werden.
- Die eigene Intuition wird gestärkt, und man fühlt sich klarer in seinen Entscheidungen.
- Man entwickelt eine tiefere Verbindung zur eigenen Seele und zu höheren Bewusstseinsebenen.

1.4 Wie du einen ganzheitlichen Detox erfolgreich umsetzt

Ein Detox kann auf verschiedenen Wegen erfolgen, je nachdem, welche Bereiche des Lebens entgiftet werden sollen. Die wichtigsten Schritte für einen erfolgreichen Detox sind:

1.4.1 Bewusstwerden der eigenen Belastungen

- Eine Bestandsaufnahme machen: Wo fühle ich mich belastet? Körperlich, mental, emotional oder spirituell?
- Sich ehrlich eingestehen, welche toxischen Muster oder Gewohnheiten das eigene Wohlbefinden beeinflussen.

1.4.2 Vorbereitung auf den Detox

- Eine klare Intention setzen: Warum mache ich diesen Detox? Was möchte ich loslassen?
- Ein Detox-Tagebuch führen, um Fortschritte und Erkenntnisse festzuhalten.

1.4.3 Umsetzung des Detox in verschiedenen Bereichen

- Körperlicher Detox: Gesunde Ernährung, Fasten, Bewegung, Sauna, Darmreinigung
- Mentale Detox: Meditation, positive Affirmationen, digitales Detoxing
- Emotionaler Detox: EFT (Emotional Freedom Techniques), Innere-Kind-Heilung, Vergebungsarbeit
- Spiritueller Detox: Energetische Reinigung, Räucherrituale, Frequenzheilung

1.4.4 Integration der neuen Gewohnheiten

- Nach dem Detox bewusst neue Routinen etablieren, um das erreichte Wohlbefinden langfristig zu erhalten.
- Sich selbst erlauben, in eine neue Lebensweise hineinzuwachsen und kontinuierlich an sich zu arbeiten.

Fazit

Ein ganzheitlicher Detox kann eine der tiefgreifendsten Erfahrungen sein, die du in deinem Leben machen kannst. Er erlaubt dir nicht nur, deinen Körper zu reinigen, sondern auch mentale, emotionale und spirituelle Lasten loszulassen. Durch diesen Prozess öffnest du die Tür zu einem völlig neuen Lebensgefühl – voller Klarheit, Energie und innerem Frieden.

Bist du bereit, dich auf diese Reise zu begeben? Dieses Buch wird dich Schritt für Schritt durch deinen ganzheitlichen Detox begleiten und dir Werkzeuge an die Hand geben, mit denen du dein Leben nachhaltig transformieren kannst.

Kapitel 2: Die unsichtbaren Gifte in unserem Leben
Körperliche, mentale und emotionale Belastungen

2.1 Warum wir mehr belastet sind, als wir denken

Die meisten Menschen denken bei „Giftstoffen" oder „Toxinen" an chemische Substanzen, die sich in der Luft, in unserer Nahrung oder im Wasser befinden. Doch tatsächlich existieren viele unsichtbare Belastungen, die unser Leben auf unterschiedlichste Weise beeinflussen können – und das oft, ohne dass wir uns dessen bewusst sind. Neben physischen Schadstoffen gibt es ebenso mentale, emotionale und sogar energetische Toxine, die unsere Gesundheit und unser Wohlbefinden beeinträchtigen.

Diese unsichtbaren Gifte wirken oft subtil, doch ihre Auswirkungen sind tiefgreifend und zeigen sich in Form von Erschöpfung, Stress, körperlichen Beschwerden, emotionalen Blockaden oder geistiger Überforderung.

In diesem Kapitel werden wir uns intensiv mit diesen unsichtbaren Giften auseinandersetzen und herausfinden, wie sie sich in unserem Körper, unserem Geist und unseren Emotionen manifestieren. Zudem betrachten wir, welche langfristigen Folgen sie haben können und wie wir sie durch bewusste Detox-Strategien nachhaltig loslassen können.

2.2 Körperliche Belastungen: Toxine, Umweltgifte und falsche Ernährung

2.2.1 Umweltgifte – Belastungen, die uns umgeben

Tag für Tag sind wir einer Vielzahl von Umweltgiften ausgesetzt, die sich in unserem Körper anreichern und langfristige Schäden verursachen können. Dazu gehören:

- Luftverschmutzung: Feinstaub, Autoabgase und Industrieemissionen belasten unsere Atemwege und führen zu oxidativem Stress in den Zellen.

- Wasserverunreinigung: Schwermetalle wie Blei und Quecksilber, Medikamentenrückstände und Mikroplastik befinden sich in vielen Wasserquellen.

- Schadstoffe in Kosmetika und Haushaltsprodukten: Parabene, Sulfate, hormonaktive Substanzen und künstliche Duftstoffe können über die Haut aufgenommen werden und das Hormonsystem beeinflussen.

- Elektromagnetische Strahlung (Elektrosmog): Mobiltelefone, WLAN-Router und elektronische Geräte erzeugen elektromagnetische Felder, die potenziell Stress für den Körper verursachen.

2.2.2 Ernährung – Versteckte Gifte in unseren Lebensmitteln

Unsere Ernährung hat einen immensen Einfluss auf unsere Gesundheit. Viele moderne Lebensmittel enthalten Stoffe, die unseren Körper belasten und langfristig zu Verdauungsproblemen, Entzündungen und chronischen Erkrankungen führen können:

- Zucker und künstliche Süßstoffe: Sie fördern Entzündungen, beeinträchtigen das Darmmikrobiom und können das Risiko für Diabetes und Übergewicht erhöhen.

- Hormonbehandeltes Fleisch und Milchprodukte: Sie enthalten Rückstände von Antibiotika und Wachstumshormonen, die das natürliche Hormongleichgewicht des Körpers stören können.

- Verarbeitete Lebensmittel: Künstliche Konservierungsstoffe, Geschmacksverstärker und Farbstoffe können die Leber belasten und den Stoffwechsel beeinträchtigen.

- Pestizide und Herbizide: Rückstände aus konventionellem Anbau sind in vielen Obst- und Gemüsesorten enthalten und können hormonelle Störungen und Zellschäden verursachen.

2.2.3 Auswirkungen von körperlichen Belastungen auf unsere Gesundheit

Diese körperlichen Toxine können sich in zahlreichen Symptomen äußern, darunter:

- Chronische Müdigkeit und Energiemangel
- Hormonelle Dysbalancen und Stoffwechselstörungen
- Entzündungsprozesse im Körper, die zu Erkrankungen wie Arthritis oder Allergien führen können
- Hautprobleme wie Akne, Ekzeme oder frühzeitige Hautalterung
- Verdauungsprobleme, Blähungen und Reizdarm-Syndrom

Ein körperlicher Detox, der auf eine bewusste Ernährung, gezielte Entgiftung und natürliche Heilmittel setzt, kann helfen, diese Belastungen zu reduzieren und das Wohlbefinden zu steigern.

2.3 Mentale Belastungen: Negatives Denken, Stress und mediale Überflutung

2.3.1 Der Einfluss von Stress auf unseren Geist

Unsere Gedankenwelt ist oft stärker belastet, als wir es wahrnehmen. Negativer Stress ist einer der größten mentalen Belastungsfaktoren der modernen Gesellschaft. Er entsteht durch:

- Arbeitsdruck und Leistungsdenken: Die ständige Erwartung, produktiv zu sein und hohe Leistungen zu erbringen, führt zu chronischem Stress.

- Soziale Vergleiche und Erwartungen: Insbesondere durch soziale Medien fühlen sich viele Menschen unter Druck gesetzt, einem idealisierten Bild zu entsprechen.

- Reizüberflutung und Informationsstress: Die permanente Verfügbarkeit von Nachrichten, Social Media und Unterhaltung überfordert unser Gehirn und erschwert die Fokussierung auf das Wesentliche.

- Schlechte Schlafqualität: Stress kann zu Schlafmangel führen, was die mentale Erholung beeinträchtigt und zu Konzentrationsproblemen führt.

2.3.2 Negative Gedankenmuster und mentale Blockaden

Mentale Toxine sind nicht nur externe Faktoren – oft tragen wir selbst durch unsere Gedanken zu unserer Belastung bei. Dazu gehören:

- Selbstzweifel und destruktive Glaubenssätze: „Ich bin nicht gut genug", „Ich werde scheitern", „Ich bin es nicht wert" – solche Gedankenmuster prägen unser Verhalten und unsere Realität.

- Grübeln und Sorgen: Ständiges Nachdenken über Vergangenes oder Zukünftiges führt zu mentaler Erschöpfung und Ängsten.

- Mentale Abhängigkeiten: Süchte nach digitalen Inhalten, Bestätigung oder Perfektionismus sind ebenfalls toxische Muster, die unser Wohlbefinden beeinträchtigen.

2.3.3 Wie mentales Detox unser Leben verbessern kann

Ein gezieltes mentales Detox kann helfen, Stress zu reduzieren und mentale Klarheit zu gewinnen. Methoden hierfür sind:

- Meditation und Achtsamkeitsübungen
- Digitale Detox-Phasen und bewusster Medienkonsum
- Affirmationen und NLP-Techniken zur Umprogrammierung negativer Glaubenssätze
- Tagebuchschreiben zur bewussten Verarbeitung von Gedanken

2.4 Emotionale Belastungen: Unverarbeitete Emotionen und toxische Beziehungen

2.4.1 Die unterschätzte Wirkung emotionaler Altlasten

Emotionale Verletzungen, die nicht verarbeitet werden, können sich im Unterbewusstsein festsetzen und unser Verhalten sowie unsere zwischenmenschlichen Beziehungen beeinflussen. Dazu gehören:

- Verletzungen aus der Kindheit, die unser Selbstbild prägen
- Trauma-Erfahrungen, die tief im Körper gespeichert sind

- Toxische Beziehungen oder emotionale Abhängigkeiten
- Unterdrückte Gefühle wie Wut, Angst oder Trauer

2.4.2 Wie emotionale Blockaden unser Leben beeinflussen

Wenn emotionale Altlasten nicht gelöst werden, können sie sich in folgenden Mustern äußern:

- Wiederkehrende Beziehungsmuster, die destruktiv sind
- Angst vor Nähe oder Bindungsprobleme
- Emotionale Überreaktionen auf bestimmte Situationen
- Psychosomatische Beschwerden wie Migräne oder Magenschmerzen

2.4.3 Wege zur emotionalen Reinigung

Emotionale Heilung ist ein essenzieller Bestandteil eines umfassenden Detox. Techniken, die helfen können:

- EFT (Emotional Freedom Techniques) zur Verarbeitung alter Emotionen
- Innere-Kind-Arbeit zur Heilung alter Verletzungen
- Vergebungsrituale zur Loslösung von negativen Bindungen
- Tanz, Musik und kreative Ausdrucksformen zur energetischen Freisetzung

Fazit: Detox als ganzheitliche Befreiung

Die unsichtbaren Gifte in unserem Leben sind allgegenwärtig – doch sie sind nicht unausweichlich. Indem wir uns bewusst mit unseren körperlichen, mentalen und emotionalen Belastungen auseinandersetzen, können wir aktiv Schritte unternehmen, um unser Leben zu reinigen und neu auszurichten. Detox ist nicht nur eine Methode der Entgiftung, sondern eine ganzheitliche Transformation, die uns erlaubt, unser volles Potenzial zu entfalten.

Für deine Notizen:

_____

_____

_____

_____

_____

Kapitel 3:
Warum klassische Detox-Kuren oft nicht ausreichen

3.1 Die Illusion der klassischen Detox-Kuren

In den letzten Jahren hat sich der Begriff **Detox** zu einem Trend entwickelt, der vor allem mit Ernährung, Saftkuren und Nahrungsergänzungsmitteln in Verbindung gebracht wird. Immer mehr Menschen greifen zu Detox-Tees, Fastenkuren oder Entgiftungspillen in der Hoffnung, ihren Körper von Schadstoffen zu befreien und sich dadurch gesünder und vitaler zu fühlen.

Doch so wirkungsvoll einige dieser Methoden auf körperlicher Ebene auch sein mögen, sie greifen oft zu kurz. Ein wahrhaft nachhaltiger Detox-Prozess erfordert eine tiefere Betrachtung des gesamten Systems Mensch – inklusive mentaler, emotionaler und energetischer Faktoren.

In diesem Kapitel gehen wir darauf ein, warum klassische Detox-Kuren häufig nicht ausreichen, welche Missverständnisse in der Wellness-Industrie existieren und wie eine wirklich ganzheitliche Detox-Strategie aussehen kann.

3.2 Die Grenzen körperlicher Detox-Kuren

3.2.1 Die Illusion schneller Ergebnisse

Viele klassische Detox-Kuren versprechen schnelle Ergebnisse. Innerhalb von wenigen Tagen oder Wochen sollen Giftstoffe ausgeleitet, das Verdauungssystem gereinigt und das Wohlbefinden gesteigert werden. Doch dieser Ansatz hat mehrere Schwächen:

- Der Körper entgiftet sich bereits von selbst: Unsere Leber, Nieren, Haut und unser Lymphsystem sind darauf ausgelegt, schädliche Substanzen auszuscheiden. Ein Detox-Getränk oder eine Saftkur ersetzt diese natürlichen Prozesse nicht, sondern kann sie höchstens unterstützen.

- Entgiftung ist ein fortlaufender Prozess: Ein paar Tage Detox können eine Erleichterung bringen, aber sie lösen nicht die langfristigen Ursachen für eine hohe Giftstoffbelastung.

- Jojo-Effekt nach der Kur: Viele Menschen kehren nach einer Detox-Kur zu alten, ungesunden Gewohnheiten zurück und nehmen erneut Giftstoffe auf, die das System belasten.

3.2.2 Mangelnde Nachhaltigkeit und fehlende Tiefenwirkung

Ein Detox sollte kein kurzfristiger Trend sein, sondern ein bewusster Lebensstil. Klassische Detox-Kuren sind oft nur temporäre Maßnahmen, die ohne eine Veränderung der grundlegenden Lebensweise langfristig wenig bewirken.

- Oberflächliche Entgiftung: Während viele Detox-Kuren darauf abzielen, Schadstoffe auszuscheiden, wird nicht hinterfragt, warum sich diese überhaupt ansammeln konnten.

- Vernachlässigung der Ursache: Wenn Stress, negative Gedanken oder emotionale Blockaden bestehen bleiben, können sich Giftstoffe immer wieder neu ansammeln, unabhängig davon, wie viele Detox-Produkte konsumiert werden.

- Fehlende ganzheitliche Herangehensweise: Eine rein körperliche Detox-Kur berücksichtigt nicht, dass mentale und emotionale Belastungen ebenso „toxisch" sein können wie Umweltgifte.

3.3 Warum der mentale und emotionale Aspekt entscheidend ist

3.3.1 Die vergessene mentale Entgiftung

Körperliche Entgiftung alleine reicht nicht aus, wenn der Geist weiterhin mit negativen Gedankenmustern, Ängsten oder destruktiven Überzeugungen belastet ist. Chronischer Stress und emotionale Unruhe können den Körper in einem Zustand ständiger Anspannung halten, wodurch die Selbstheilungskräfte blockiert werden.

- Negativer Stress führt zu einer erhöhten Cortisolausschüttung, die wiederum Entzündungen im Körper fördert.

- Mentale Belastungen können den Hormonhaushalt durcheinanderbringen, was sich auf Stoffwechselprozesse und die Fähigkeit zur Entgiftung auswirkt.

- Dauerhaft negative Gedanken aktivieren das Nervensystem und blockieren regenerative Prozesse.

3.3.2 Emotionale Altlasten und toxische Energien

Emotionale Wunden und Traumata können ebenfalls dazu führen, dass sich der Körper in einem Zustand von energetischer „Vergiftung" befindet. Manche Menschen fühlen sich selbst nach mehreren Detox-Kuren immer noch ausgelaugt und erschöpft, weil emotionale Lasten weiterhin bestehen.

- Unterdrückte Emotionen können sich körperlich manifestieren, z. B. in Form von Verspannungen, chronischen Schmerzen oder Verdauungsproblemen.

- Toxische Beziehungen und emotionale Abhängigkeiten belasten das gesamte System und führen oft zu unbewussten Verhaltensweisen, die langfristig schaden.
- Die energetische Dimension der Entgiftung wird oft übersehen, doch emotionale Blockaden können sich in der Aura oder in den Chakren als stagnierte Energie zeigen.

3.4 Die Notwendigkeit eines ganzheitlichen Detox

Ein wirklich effektiver Detox geht über die klassische Körperentgiftung hinaus und umfasst alle Ebenen des Seins. Ein solcher Ansatz beinhaltet:

3.4.1 Körperlicher Detox – Mehr als nur Saftkuren

- Natürliche, unverarbeitete Lebensmittel essen, die den Körper unterstützen, statt ihn zu belasten.
- Regelmäßige Bewegung und Sport, um den Lymphfluss anzuregen und Giftstoffe über den Schweiß auszuscheiden.
- Ausreichend Wasser trinken, um Schadstoffe zu eliminieren und die Zellregeneration zu fördern.
- Intervallfasten und bewusste Ernährung, um den Stoffwechsel zu entlasten.

3.4.2 Mentaler Detox – Gedanken und Emotionen reinigen

- Achtsamkeit und Meditation, um den Geist zu klären und Stress abzubauen.
- Mentale Techniken wie NLP oder Affirmationen, um alte Glaubenssätze zu transformieren.
- Bewusstes Abschalten von digitalen Medien, um sich von mentaler Überlastung zu befreien.

3.4.3 Emotionaler Detox – Loslassen von alten Wunden

- EFT (Emotional Freedom Techniques) zur Verarbeitung von belastenden Emotionen.
- Innere-Kind-Heilung, um alte Verletzungen aufzulösen.
- Vergebungsarbeit, um emotionale Fesseln zu lösen und neue Energie freizusetzen.

3.4.4 Spiritueller Detox – Energetische Reinigung

- Chakren-Balancing, um den Energiefluss im Körper zu harmonisieren.
- Räucherrituale und energetische Reinigungstechniken, um Fremdenergien zu entfernen.

- Erzengel- und Frequenzheilung, um die Verbindung zur inneren Quelle wiederherzustellen.

Fazit: Detox als nachhaltige Lebensweise

Klassische Detox-Kuren haben ihren Platz und können wertvolle Unterstützung für die körperliche Gesundheit bieten. Doch ohne eine ganzheitliche Herangehensweise bleiben sie oft wirkungslos oder erzielen nur kurzfristige Ergebnisse. Eine wirkliche Entgiftung muss den gesamten Menschen einbeziehen – Körper, Geist und Seele.

Wirklich erfolgreich wird Detox erst dann, wenn er als **kontinuierlicher, bewusster Prozess** betrachtet wird, der eine nachhaltige Veränderung im Lebensstil bewirkt. Das bedeutet:

- Sich nicht nur auf schnelle Lösungen zu verlassen, sondern langfristig gesunde Gewohnheiten zu entwickeln.
- Nicht nur den Körper zu reinigen, sondern auch den Geist und die Emotionen zu klären.
- Detox nicht als einmalige Maßnahme zu sehen, sondern als ganzheitlichen Lebensstil, der zu mehr Energie, Klarheit und innerer Freiheit führt.

Indem du beginnst, Detox ganzheitlich in dein Leben zu integrieren, kannst du dich von all den unsichtbaren Lasten befreien, die dich zurückhalten – und den Weg zu einem gesünderen, ausgeglicheneren und erfüllteren Leben gehen.

Für deine Notizen:

Kapitel 4: Dein Weg zur inneren und äußeren Reinigung – Ein dreistufiger Transformationsprozess

4.1 Die Bedeutung eines strukturierten Detox-Prozesses

Ein wirklich nachhaltiger Detox ist weit mehr als eine kurzfristige Maßnahme zur Entgiftung des Körpers. Um eine tiefgehende Transformation zu erreichen, muss Reinigung auf mehreren Ebenen stattfinden – körperlich, mental, emotional und spirituell. Die meisten Menschen erleben eine innere Befreiung erst dann, wenn sie sich bewusst mit all diesen Aspekten auseinandersetzen und den Detox als einen ganzheitlichen Transformationsprozess betrachten.

Doch wie genau kann ein Detox ablaufen, der nicht nur kurzfristig wirkt, sondern langfristige Veränderungen in dein Leben bringt? Hier kommt der dreistufige Transformationsprozess ins Spiel. Dieser Prozess führt dich durch drei essenzielle Phasen:

1. Bewusstwerden und Vorbereitung – Erkenntnis über die vorhandenen Belastungen und Vorbereitung auf die Detox-Reise.
2. Reinigung und Loslassen – Aktive Entgiftung auf körperlicher, mentaler, emotionaler und spiritueller Ebene.
3. Integration und Neuausrichtung – Langfristige Etablierung eines gesunden Lebensstils und innerer Balance.

Diese drei Phasen bauen aufeinander auf und sorgen dafür, dass du nicht nur kurzfristige Erleichterung, sondern eine echte Transformation in deinem Leben erfährst. In den folgenden Abschnitten werden wir jede dieser Stufen ausführlich betrachten.

4.2 Phase 1: Bewusstwerden und Vorbereitung

4.2.1 Warum Bewusstwerden der Schlüssel ist

Bevor du mit einer tiefgehenden Detox-Reise beginnst, ist es entscheidend, dir bewusst zu machen, welche Belastungen dein Leben beeinflussen. Viele Menschen sind sich gar nicht darüber im Klaren, welche Faktoren ihre Energie, ihre Gesundheit und ihr Wohlbefinden negativ beeinflussen. Eine ehrliche Bestandsaufnahme hilft dir, Klarheit zu gewinnen und gezielt dort anzusetzen, wo Reinigung notwendig ist.

Fragen zur Selbstreflexion:

- Welche Bereiche meines Lebens fühlen sich belastet oder blockiert an? (Körper, Geist, Emotionen, Energie)
- Welche Gewohnheiten trage ich mit mir, die mir mehr schaden als nutzen?
- Gibt es wiederkehrende Muster oder Herausforderungen, die mich daran hindern, mein volles Potenzial zu entfalten?

- Wie sieht meine aktuelle Ernährung aus, und gibt es dort Optimierungsmöglichkeiten?
- Welche mentalen oder emotionalen Themen halten mich zurück?

4.2.2 Vorbereitung auf den Detox

Sobald du erkannt hast, welche Bereiche deines Lebens einer Reinigung bedürfen, geht es darum, dich auf den Detox vorzubereiten. Diese Vorbereitung umfasst:

- Zielsetzung: Setze dir klare Absichten, warum du diesen Detox machst und was du erreichen möchtest.
- Mentale Vorbereitung: Entwickle ein positives Mindset und öffne dich für Veränderungen.
- Planung: Lege fest, welche Detox-Techniken du anwenden möchtest (z. B. Ernährungs-umstellung, Fasten, Meditation, energetische Reinigung).
- Dein Umfeld anpassen: Vermeide unnötige Ablenkungen und schaffe eine Umgebung, die deine Detox-Reise unterstützt.

4.3 Phase 2: Reinigung und Loslassen

4.3.1 Körperliche Reinigung – Detox für den physischen Körper

Die körperliche Reinigung ist oft der erste Schritt in einem Detox-Prozess, da der Körper die Basis unseres gesamten Wohlbefindens ist. Ein überlasteter Körper kann nicht optimal funktionieren, was sich auf Energielevel, Schlafqualität und Vitalität auswirkt.

Methoden für eine körperliche Reinigung:

- Ernährungs-Detox: Verzicht auf Zucker, verarbeitete Lebensmittel, Alkohol und Koffein, stattdessen frische, pflanzliche und nährstoffreiche Kost.
- Fasten: Intervallfasten oder Saftfasten zur Aktivierung der Autophagie und natürlichen Zellreinigung.
- Leber- und Darmreinigung: Unterstützt durch Bitterstoffe, Mariendistel und probiotische Lebensmittel.
- Bewegung und Schwitzen: Sport, Yoga und Sauna helfen, Giftstoffe auszuscheiden.
- Wasser und Kräutertees: Eine ausreichende Flüssigkeitszufuhr unterstützt die Entgiftungsorgane.

_____

_____

_____

4.3.2 Mentale Reinigung – Detox für den Geist

Ein voller Kopf kann genauso belastend sein wie ein überlasteter Körper. Gedankenmuster, Ängste und negative Glaubenssätze können unser Wohlbefinden erheblich beeinflussen.

Techniken zur mentalen Reinigung:

- Meditation: Regelmäßige Meditation hilft, den Geist zu beruhigen und Klarheit zu erlangen.
- Journaling: Aufschreiben von Gedanken, Sorgen und Ängsten kann helfen, mentale Belastungen loszulassen.
- Achtsamkeitstraining: Bewusste Präsenz im Moment reduziert Stress und mentalen Overload.
- Digitale Detox-Tage: Bewusst weniger Zeit mit Social Media und Nachrichten verbringen.
- Neuformulierung von Glaubenssätzen: Ersetzen negativer Gedanken durch kraftvolle Affirmationen.

4.3.3 Emotionale Reinigung – Detox für das Herz

Emotionale Altlasten können sich im Körper festsetzen und langfristig zu Stress, Angst oder Erschöpfung führen. Emotionale Reinigung hilft dir, alte Wunden zu heilen und emotional leichter zu leben.

Möglichkeiten der emotionalen Reinigung:

- EFT (Emotional Freedom Techniques): Klopftechniken zur Auflösung emotionaler Blockaden.
- Innere-Kind-Arbeit: Heilung alter Verletzungen aus der Kindheit.
- Vergebungsarbeit: Loslassen von Groll und negativen Bindungen.
- Bewusstes Fühlen: Emotionen zulassen und bewusst durchleben, statt sie zu unterdrücken.

4.3.4 Spirituelle Reinigung – Detox für die Seele

Ein spiritueller Detox bedeutet, sich energetisch zu klären, sich mit der eigenen Intuition zu verbinden und alte energetische Muster loszulassen.

Praktiken für spirituelle Reinigung:

- Chakren-Balancing: Energiezentren ausgleichen, um den Energiefluss im Körper zu verbessern.

- Räucherrituale: Salbei, Palo Santo oder Weihrauch zur energetischen Reinigung nutzen.
- Frequenzheilung: Arbeiten mit heilenden Klängen, Mantras oder Erzengel-Frequenzen.
- Tiefe Meditationen und Seelenreisen: Verbindung zur höheren Weisheit stärken.

4.4 Phase 3: Integration und Neuausrichtung

4.4.1 Nachhaltige Veränderung etablieren

Nach einer erfolgreichen Detox-Phase ist es wichtig, die neu gewonnenen Erkenntnisse in den Alltag zu integrieren, um eine dauerhafte Transformation zu erreichen.

- Gesunde Routinen entwickeln: Achtsamkeit, Ernährung, Bewegung und Selbstfürsorge als festen Bestandteil des Lebens etablieren.
- Tägliche Reflexion: Überprüfen, was sich verbessert hat und welche neuen Gewohnheiten beibehalten werden sollten.
- Grenzen setzen: Bewusst darauf achten, welche Menschen, Medien und Umstände das eigene Energiefeld positiv oder negativ beeinflussen.
- Selbstliebe stärken: Sich selbst mit Geduld und Mitgefühl begegnen und weiterhin in die eigene Entwicklung investieren.

4.4.2 Langfristige Detox-Strategien

- Regelmäßige kleine Detox-Routinen: Wöchentlich einen Fastentag einlegen, regelmäßige Meditationen, saisonale Detox-Kuren.
- Tiefgehende emotionale und mentale Arbeit: Fortlaufende Selbstreflexion und Weiterentwicklung.
- Spirituelle Praktiken weiterführen: Verbindung zur Intuition stärken und regelmäßig energetische Reinigung vornehmen.

Fazit: Dein persönlicher Transformationsweg

Ein dreistufiger Detox-Transformationsprozess kann dein Leben grundlegend verändern. Durch bewusstes Bewusstwerden, Reinigung auf allen Ebenen und die nachhaltige Integration neuer Gewohnheiten kannst du dich nicht nur von Giftstoffen, sondern auch von alten Lasten befreien. Der wahre Detox ist nicht nur eine Methode, sondern eine Lebensweise, die dich in deine volle Kraft bringt.

Kapitel 5:
Erste Reflexionsübung! Wo stehst du? Wo willst du hin?

5.1 Die Bedeutung der Selbstreflexion für deinen Detox-Prozess

Bevor du dich auf die Reise eines ganzheitlichen Detox begibst, ist es wichtig, innezuhalten und dich zu fragen: **Wo stehe ich gerade in meinem Leben?** und **Wo möchte ich hin?** Diese Reflexion ist essenziell, um herauszufinden, welche Bereiche deines Lebens der Reinigung bedürfen und welche Ziele du für dich selbst setzen möchtest.

Viele Menschen gehen durch ihren Alltag, ohne bewusst darüber nachzudenken, wie es ihnen wirklich geht. Sie funktionieren auf Autopilot, bewältigen Herausforderungen und verdrängen oft belastende Emotionen oder ungesunde Gewohnheiten. Doch ein effektiver Detox beginnt genau hier: **bei dir selbst.** Diese Reflexionsübung hilft dir, Klarheit zu gewinnen und deine eigene Detox-Reise gezielt und bewusst zu gestalten.

In diesem Kapitel wirst du lernen, deine aktuelle Situation zu analysieren, innere Blockaden zu erkennen und klare Ziele für deinen Weg der inneren und äußeren Reinigung zu formulieren. Dafür nutzen wir gezielte Fragen, eine ehrliche Bestandsaufnahme und praktische Methoden zur Selbstreflexion.

5.2 Wo stehst du gerade? Deine persönliche Bestandsaufnahme

5.2.1 Die vier Ebenen deines Wohlbefindens

Um eine fundierte Bestandsaufnahme zu machen, betrachten wir vier zentrale Ebenen:

1. **Körperliche Ebene:** Wie gesund fühlst du dich? Welche Gewohnheiten beeinflussen deinen Körper positiv oder negativ?

2. **Mentale Ebene:** Wie denkst du über dich selbst und dein Leben? Gibt es mentale Muster, die dich begrenzen?

3. **Emotionale Ebene:** Welche Gefühle trägst du mit dir? Gibt es alte Verletzungen oder ungelöste Emotionen?

4. **Spirituelle Ebene:** Wie verbunden fühlst du dich mit dir selbst, deiner Intuition und dem Leben?

Nutze die folgende Reflexionsübung, um deine aktuelle Situation zu analysieren. Nimm dir einen Moment der Ruhe, schnapp dir ein Notizbuch oder dein Detox-Tagebuch und beantworte die folgenden Fragen:

Fragen zur körperlichen Ebene:

*   Wie fühlt sich mein Körper momentan an? Habe ich Beschwerden oder Energieblockaden?

- Ernähre ich mich bewusst und gesund oder nehme ich regelmäßig ungesunde Lebensmittel zu mir?
- Bewege ich mich genug? Fühlt sich mein Körper kräftig und vital an oder eher träge und müde?
- Schlafe ich gut? Fühle ich mich morgens erholt und voller Energie?
- Wie ist meine Verdauung? Gibt es Zeichen, dass mein Körper belastet ist (z. B. Blähungen, Unwohlsein, Hautprobleme)?

Fragen zur mentalen Ebene:

- Welche Gedanken dominieren meinen Alltag? Sind sie überwiegend positiv oder negativ?
- Habe ich Ängste oder Zweifel, die mich blockieren?
- Gibt es wiederkehrende mentale Muster oder Überzeugungen, die mich klein halten?
- Wie gehe ich mit Stress und Herausforderungen um?
- Wie viel Einfluss haben soziale Medien, Nachrichten oder äußere Reize auf meinen Geist?

Fragen zur emotionalen Ebene:

- Welche Emotionen habe ich in letzter Zeit häufig gefühlt? Gibt es unausgesprochene Wut, Trauer oder Angst?
- Fühle ich mich emotional ausgeglichen oder eher oft überfordert?
- Gibt es alte Verletzungen oder Erfahrungen, die ich noch nicht vollständig losgelassen habe?
- Fühle ich mich mit meinen Mitmenschen verbunden oder erlebe ich oft Konflikte und Distanz?
- Kann ich mir selbst und anderen leicht vergeben oder trage ich emotionalen Ballast mit mir?

Fragen zur spirituellen Ebene:

- Fühle ich mich mit meiner Intuition und meinem höheren Selbst verbunden?
- Habe ich das Gefühl, dass mein Leben eine tiefere Bedeutung hat?
- Vertraue ich dem Leben und seinem natürlichen Fluss oder kämpfe ich oft gegen Widerstände?
- Wie stehe ich zu Themen wie Dankbarkeit, Achtsamkeit und innerem Frieden?

- Nehme ich mir regelmäßig Zeit für Meditation, Natur oder spirituelle Praktiken?

5.3 Wo willst du hin? Deine Vision für ein gereinigtes Leben

Nachdem du deine aktuelle Situation reflektiert hast, ist es an der Zeit, eine Vision für deine Zukunft zu entwickeln. Detox bedeutet nicht nur, sich von alten Belastungen zu befreien, sondern auch bewusst Platz für neue, gesunde Gewohnheiten und eine positive Lebensweise zu schaffen.

5.3.1 Dein ideales Selbstbild – Wer möchtest du sein?

Schließe für einen Moment die Augen und stelle dir vor, du wachst eines Morgens auf und bist vollkommen gereinigt – körperlich, mental, emotional und spirituell. Wie fühlt sich dieses neue Ich an? Wie siehst du aus? Wie bewegst du dich durch dein Leben?

- Wie fühlt sich mein Körper in seiner besten Version an?
- Welche Gedanken trage ich in mir, wenn mein Geist frei und klar ist?
- Welche Emotionen erlebe ich regelmäßig, wenn ich in meiner Mitte bin?
- Wie gestalte ich meinen Alltag, wenn ich in meiner höchsten Energie bin?

Schreibe deine Antworten in dein Detox-Tagebuch und erlaube dir, eine klare Vision für dein zukünftiges Ich zu entwickeln.

5.3.2 Ziele setzen für deine Detox-Reise

Eine Vision ohne konkrete Ziele bleibt oft nur ein Traum. Setze dir daher realistische, aber wirkungsvolle Ziele für die kommenden Wochen und Monate. Teile sie in folgende Kategorien ein:

- Körperliche Ziele: Z. B. „Ich ernähre mich überwiegend pflanzlich und verzichte auf verarbeitete Lebensmittel."
- Mentale Ziele: Z. B. „Ich reduziere meine Bildschirmzeit und integriere tägliche Achtsamkeitsübungen."
- Emotionale Ziele: Z. B. „Ich löse alte emotionale Blockaden auf und praktiziere regelmäßig Vergebungsarbeit."
- Spirituelle Ziele: Z. B. „Ich stärke meine Intuition und nehme mir täglich Zeit für Meditation."

5.4 Dein persönlicher Detox-Fahrplan

Nun, da du weißt, wo du stehst und wo du hinmöchtest, ist es an der Zeit, einen konkreten Plan zu erstellen. Hier ist eine einfache Struktur, die dir hilft, deine Detox-Reise strategisch zu gestalten:

1. Wähle deine Detox-Methode: Entscheide, mit welchen Techniken du arbeiten möchtest (Ernährung, Meditation, Journaling, Energiearbeit etc.).

2. Setze realistische Zeiträume: Plane, wann und wie lange du bestimmte Detox-Praktiken umsetzen möchtest.

3. Überprüfe regelmäßig deine Fortschritte: Nimm dir wöchentlich Zeit, um zu reflektieren, was sich verändert hat.

4. Bleibe flexibel: Manchmal braucht Veränderung mehr Zeit. Sei geduldig mit dir selbst und passe deinen Plan an, wenn nötig.

5. Feiere deine Erfolge: Jeder Fortschritt zählt! Notiere, was du bereits erreicht hast, und feiere deine Meilensteine.

Fazit: Der erste Schritt beginnt mit Klarheit

Diese Reflexionsübung ist ein kraftvoller erster Schritt auf deiner Detox-Reise. Indem du ehrlich erkennst, wo du stehst, und bewusst entscheidest, wo du hinmöchtest, legst du den Grundstein für eine nachhaltige Veränderung. Detox ist nicht nur ein Prozess der Reinigung, sondern auch ein Weg der bewussten Gestaltung deines Lebens.

Erlaube dir, diese Reise mit Neugier, Offenheit und Selbstliebe zu beginnen. Je klarer du über deine eigene Situation bist, desto leichter wird es dir fallen, dich von Ballast zu befreien und in deine volle Energie zu kommen. Deine Transformation beginnt genau jetzt!

Für deine Notizen:

_____

_____

_____

_____

_____

_____

_____

_____

TEIL 1: BODY DETOX
Deinen Körper von toxischen Belastungen befreien

Warum dein Körper eine tiefgehende Reinigung braucht

In der heutigen Zeit ist unser Körper täglich zahlreichen Belastungen ausgesetzt. Von Umweltgiften in der Luft über Pestizide in Lebensmitteln bis hin zu chemischen Zusatzstoffen in Kosmetika – unser Organismus muss konstant arbeiten, um sich gegen toxische Einflüsse zu schützen. Doch nicht nur äußere Faktoren belasten unseren Körper, auch Stress, negative Gedanken und emotionale Blockaden wirken sich auf unsere Gesundheit aus.

Ein **Body Detox** – also die gezielte Entgiftung des Körpers – kann dabei helfen, diese Belastungen zu reduzieren und den Körper in seinen natürlichen Regenerationsprozessen zu unterstützen. Doch ein echter Detox geht über eine einfache Saftkur oder Diät hinaus. Vielmehr bedeutet er, dem Körper die Chance zu geben, sich tiefgreifend zu reinigen und dauerhaft auf ein höheres Energielevel zu kommen.

In diesem Abschnitt werden wir uns genau mit diesem Thema beschäftigen: Wie kann dein Körper von toxischen Belastungen befreit werden? Welche Methoden sind nachhaltig und effektiv? Und wie kannst du Body Detox als festen Bestandteil deines Lebens etablieren?

Warum ein reiner Körper die Basis für dein Wohlbefinden ist

Unser Körper ist das Fundament für unser gesamtes Wohlbefinden. Ist er belastet oder verschlackt, spüren wir das auf vielen Ebenen:

- Müdigkeit und Energiemangel: Wenn unser Körper mit Schadstoffen überladen ist, fehlt ihm die Kraft für alltägliche Aufgaben.
- Verdauungsprobleme: Eine schlechte Darmgesundheit kann zu Blähungen, Verstopfung oder Nahrungsmittelunverträglichkeiten führen.
- Hautprobleme: Akne, Ekzeme oder fahle Haut sind oft Anzeichen für eine Überlastung der Entgiftungsorgane.
- Gelenk- und Muskelschmerzen: Übersäuerung und entzündliche Prozesse können zu Schmerzen und Bewegungseinschränkungen führen.
- Schwaches Immunsystem: Ein überlasteter Körper hat weniger Abwehrkräfte gegen Viren, Bakterien und andere Krankheitserreger.

Ein gut funktionierender Körper kann hingegen:

- Mehr Energie produzieren und dich vitaler fühlen lassen.
- Schadstoffe effizient ausscheiden, sodass sich Haut, Haare und Nägel regenerieren.

- Darmgesundheit verbessern und deine Verdauung optimieren.
- Muskeln und Gelenke stärken, um Beweglichkeit und Kraft zu fördern.

Ein Body Detox ist also nicht nur eine Methode zur kurzfristigen Reinigung, sondern eine Grundlage für langfristige Gesundheit und Wohlbefinden.

Die unterschätzten Toxine in unserem Alltag

Viele Menschen denken bei Detox nur an offensichtliche Giftstoffe wie Alkohol, Nikotin oder industriell verarbeitete Lebensmittel. Doch es gibt zahlreiche versteckte Belastungen, die oft übersehen werden:

1. Umweltgifte, die deinen Körper belasten

- Schwermetalle in Leitungswasser, Zahnamalgam oder Fisch (z. B. Quecksilber, Blei, Aluminium)
- Pestizide und Herbizide auf Obst und Gemüse
- Plastik-Weichmacher (BPA, Phthalate) in Verpackungen, Dosen und Getränkeflaschen
- Luftverschmutzung durch Autoabgase, Feinstaub und Schimmelpilze in Gebäuden

2. Chemische Zusatzstoffe in Lebensmitteln und Kosmetika

- Konservierungsstoffe und Farbstoffe in Fertiggerichten und verarbeiteten Lebensmitteln
- Künstliche Süßstoffe wie Aspartam, die den Stoffwechsel beeinflussen
- Silikone, Parabene und Mineralöle in Pflegeprodukten, die den Hormonhaushalt stören können

3. Übersäuerung durch ungesunde Ernährung

- Zucker, Weißmehlprodukte, Alkohol und Kaffee fördern eine Übersäuerung des Körpers, was zu chronischen Entzündungen führen kann.
- Ein ungleichmäßiges Säure-Basen-Gleichgewicht belastet Organe wie die Nieren und die Leber.

4. Stress und seine physischen Auswirkungen

- Dauerstress führt zur Ausschüttung von Cortisol, was den Stoffwechsel verlangsamt und die Entgiftungsprozesse blockiert.

- Schlechter Schlaf verhindert die nächtliche Zellregeneration, wodurch sich Toxine im Körper anreichern können.

Warum viele Detox-Programme nicht nachhaltig sind

Vielleicht hast du schon einmal eine klassische Detox-Kur ausprobiert – Saftfasten, eine einwöchige Rohkost-Diät oder den Verzicht auf Zucker und Koffein. Diese Maßnahmen können kurzfristig Linderung bringen, aber oft kehren die Beschwerden nach wenigen Wochen zurück. Warum?

Weil der Körper eine langfristige, nachhaltige Reinigung braucht und nicht nur eine einmalige Entlastung.

Häufige Fehler klassischer Detox-Kuren:

- Zu kurze Dauer: Wahre Entgiftung braucht Zeit – ein paar Tage reichen oft nicht aus.

- Fehlender Fokus auf Darm und Leber: Ohne eine gezielte Unterstützung der Entgiftungsorgane bleibt der Detox ineffektiv.

- Keine langfristige Umstellung: Detox sollte keine einmalige Aktion sein, sondern eine bewusste Lebensweise.

Dein ganzheitlicher Body Detox – Ein nachhaltiger Ansatz

Ein effektiver Body Detox berücksichtigt alle wichtigen Aspekte der Entgiftung:

1. Unterstützung der natürlichen Entgiftungsorgane

- Leber: Kräuter wie Mariendistel und Kurkuma fördern die Leberfunktion.
- Nieren: Viel Wasser und Kräutertees unterstützen die Filtration von Schadstoffen.
- Darm: Flohsamenschalen, Probiotika und fermentierte Lebensmittel stärken die Darmflora.
- Lymphsystem: Bewegung, Trockenbürsten und Massagen regen den Lymphfluss an.

2. Säure-Basen-Haushalt ausgleichen

- Mehr basische Lebensmittel wie Gemüse, Nüsse, Zitronenwasser und grüne Säfte.
- Weniger säurebildende Produkte wie Zucker, Fleisch und Alkohol.

3. Mentale und emotionale Detox-Elemente integrieren

- Atemtechniken und Meditation helfen, Stress abzubauen und Cortisol zu senken.
- Journaling und bewusste Reflexion helfen, emotionale Lasten loszulassen.
- Energetische Reinigung durch Räuchern oder Salzbäder unterstützt die innere Balance.

4. Detox als nachhaltige Lebensweise verstehen

- Detox ist kein kurzfristiges Programm, sondern eine bewusstere Art zu leben.
- Kleine tägliche Veränderungen haben langfristig größere Effekte als radikale Kuren.
- Durch regelmäßige Entgiftung (z. B. Fastentage, Detox-Wochen, Darmreinigungen) bleibt der Körper in Balance.

Fazit: Dein Körper als Spiegel deiner Lebensweise

Der Zustand deines Körpers spiegelt wider, wie du mit dir selbst umgehst. Ein Body Detox ist ein kraftvoller Weg, um wieder mehr Energie, Klarheit und Wohlbefinden zu erfahren. Doch er geht über eine einfache Ernährungsumstellung hinaus – es geht darum, deinem Körper langfristig das zu geben, was er braucht, um optimal zu funktionieren.

Im kommenden Kapitel erfährst du, wie du Schritt für Schritt eine tiefgehende körperliche Reinigung durchführst, welche Methoden am wirkungsvollsten sind und wie du Detox in deinen Alltag integrieren kannst.

Bist du bereit für deine Body Detox Reise?

Dann lass uns starten!

Für deine Notizen:

_____

_____

_____

_____

_____

_____

_____

Kapitel 6:
Dein Körper als Speicher von Energien und Giften

Warum dein Körper Erinnerungen speichert

Unser Körper ist weit mehr als nur eine physische Hülle – er ist ein hochsensibles System, das alles speichert, was wir erleben. Jede Mahlzeit, jede Bewegung, jeder Gedanke und jedes Gefühl hinterlassen eine Spur in unserem Organismus. Manche dieser Spuren sind belebend und nährend, andere jedoch wirken belastend und können langfristig zu Blockaden führen.

Toxine, die wir über Nahrung, Umwelt oder Kosmetika aufnehmen, sind nur ein Teil der Belastungen, mit denen unser Körper konfrontiert wird. Viel weniger sichtbar, aber ebenso wirkungsvoll, sind emotionale und energetische „Gifte", die in unseren Muskeln, Organen und im Zellgedächtnis gespeichert werden. Unverarbeitete Emotionen, chronischer Stress oder ungelöste Konflikte können sich als körperliche Beschwerden manifestieren und langfristig unser Wohlbefinden beeinträchtigen.

In diesem Kapitel werden wir genau untersuchen, wie dein Körper Gifte und Energien speichert, wie sich das auf deine Gesundheit auswirkt und wie du dich bewusst von diesen Belastungen befreien kannst. Denn nur wenn du sowohl auf körperlicher als auch auf emotionaler und energetischer Ebene reinigst, kannst du wahre Leichtigkeit und Gesundheit erfahren.

Der Körper als Speicher: Wie sich Erfahrungen in unseren Zellen festsetzen

1. Physische Speicherung von Giften

Jeden Tag ist unser Körper Umweltgiften, Schwermetallen, Pestiziden, Plastikpartikeln und anderen schädlichen Substanzen ausgesetzt. Doch wohin gehen all diese Stoffe, wenn der Körper sie nicht effizient ausscheiden kann? Sie werden in verschiedenen Geweben gespeichert, insbesondere:

- In den Fettzellen: Der Körper lagert Toxine in Fettgewebe ein, um sie zu isolieren und die Organe zu schützen.

- In der Leber: Als zentrales Entgiftungsorgan speichert die Leber viele der aufgenommenen Schadstoffe, die nicht sofort ausgeschieden werden können.

- Im Darm: Eine ungesunde Darmflora kann dazu führen, dass Toxine nicht effektiv ausgeschieden, sondern erneut in den Blutkreislauf aufgenommen werden.

- In den Gelenken und Muskeln: Überschüssige Säuren und Giftstoffe können sich in Bindegewebe und Muskeln festsetzen und zu Verspannungen oder Entzündungen führen.

Wenn diese Giftstoffe nicht regelmäßig ausgeschieden werden, kann dies langfristig zu Beschwerden wie chronischer Müdigkeit, Hautproblemen, Verdauungsstörungen oder hormonellen Dysbalancen führen.

2. Der Körper als emotionales Gedächtnis

Doch nicht nur physische Toxine hinterlassen Spuren – auch Emotionen und Erfahrungen werden in unseren Körper gespeichert. Jeder Mensch hat die Erfahrung gemacht, dass Emotionen eine physische Wirkung haben können: Wut lässt den Herzschlag schneller werden, Angst führt zu einem flauen Gefühl im Magen, und Freude kann uns ein leichtes Kribbeln im Körper spüren lassen.

Emotionale Erfahrungen können sich auf verschiedene Weisen im Körper manifestieren:

- Unterdrückte Emotionen setzen sich oft als Spannungen in den Muskeln fest.
- Traumatische Erlebnisse können das Nervensystem dauerhaft in Alarmbereitschaft halten.
- Nicht verarbeitete Trauer oder Wut kann zu Magenschmerzen, Kopfschmerzen oder Herzproblemen führen.
- Chronischer Stress sorgt für eine ständige Ausschüttung von Stresshormonen, die den Körper belasten und Entzündungen fördern.

3. Energetische Belastungen und feinstoffliche Blockaden

Neben physischen und emotionalen Giften speichert unser Körper auch energetische Eindrücke. Diese können entstehen durch:

- Fremdenergien, die wir im Alltag aufnehmen – sei es aus toxischen Umfeldern oder belastenden Beziehungen.
- Energetische Blockaden in den Chakren oder Meridianen, die den Fluss der Lebensenergie stören.
- Negative Glaubenssätze und unbewusste Muster, die sich im feinstofflichen Körper festsetzen und unser Denken und Handeln beeinflussen.

Die Auswirkungen gespeicherter Gifte auf Körper, Geist und Seele

1. Körperliche Symptome von toxischer Speicherung

Wenn der Körper überladen ist, zeigt er das auf verschiedenste Weise. Typische Symptome von Toxin-Belastungen sind:

- Chronische Müdigkeit und Erschöpfung
- Hautprobleme wie Akne, Ekzeme oder vorzeitige Hautalterung

- Gelenk- und Muskelschmerzen durch Übersäuerung und Entzündungen
- Verdauungsprobleme, Blähungen oder Nahrungsmittelunverträglichkeiten
- Gewichtszunahme oder Schwierigkeiten beim Abnehmen, da Toxine in Fettzellen gespeichert werden

2. Emotionale Auswirkungen toxischer Belastungen

Nicht nur der Körper leidet unter gespeicherten Giften – auch unser emotionales Wohlbefinden wird beeinträchtigt. Typische emotionale Anzeichen für eine übermäßige Belastung sind:

- Innere Unruhe, Nervosität oder Angstzustände
- Schwierigkeiten, Emotionen zu regulieren oder loszulassen
- Wiederkehrende negative Gedankenmuster oder depressive Verstimmungen
- Schwierigkeiten, sich mit anderen Menschen emotional zu verbinden

3. Geistige und energetische Auswirkungen

Ein überlasteter Körper und ein angespanntes emotionales System wirken sich auch auf unser geistiges und spirituelles Wachstum aus. Dazu gehören:

- Mentale Erschöpfung und Konzentrationsprobleme
- Schwierigkeiten, klare Entscheidungen zu treffen
- Fehlendes Vertrauen in die eigene Intuition
- Gefühl der Trennung von sich selbst und dem Leben

Wie du dich von gespeicherten Giften befreien kannst

Ein nachhaltiger Detox muss alle Ebenen ansprechen – körperlich, emotional und energetisch. Hier sind einige wirkungsvolle Methoden:

1. Körperliche Reinigung

- Ernährungsumstellung: Mehr frische, nährstoffreiche Lebensmittel, weniger Zucker, Alkohol und verarbeitete Produkte.
- Fasten & Darmreinigung: Regelmäßiges Fasten und die Einnahme von Flohsamenschalen oder Zeolith zur Unterstützung der Entgiftung.
- Bewegung und Schwitzen: Sport, Yoga oder Saunagänge helfen, gespeicherte Toxine auszuscheiden.

2. Emotionale Reinigung

- EFT (Emotional Freedom Techniques) zur Auflösung emotionaler Blockaden.
- Tagebuch schreiben, um unverarbeitete Emotionen loszulassen.
- Vergebungsarbeit, um emotionale Fesseln zu lösen.

3. Energetische Reinigung

- Chakren-Arbeit & Meditation, um energetische Blockaden zu lösen.
- Räucherrituale mit Salbei oder Palo Santo, um das Energiefeld zu klären.
- Schamanische Reinigungspraktiken, um Fremdenergien loszulassen.

Fazit: Dein Körper als Spiegel deines Lebens

Alles, was du erlebst, speichert sich in deinem Körper ab – sei es als Toxine, Emotionen oder energetische Muster. Ein bewusster Detox geht daher weit über eine einfache Ernährungsumstellung hinaus: Er ist eine tiefgehende Reinigung auf allen Ebenen.

In den kommenden Kapiteln werden wir uns intensiv mit den effektivsten Methoden der körperlichen, emotionalen und energetischen Entgiftung beschäftigen. Dein Körper hat die unglaubliche Fähigkeit, sich selbst zu heilen – du musst ihm nur die richtigen Bedingungen dafür geben.

Bist du bereit, dich von allem zu befreien, was dich belastet?

Dann beginnt deine Transformation jetzt!

Für deine Notizen:

_____

_____

_____

_____

_____

_____

_____

_____

Kapitel 7: Wie dein Körper Emotionen speichert - Und warum das deine Energie blockiert

Dein Körper als emotionale Festplatte

Jeder von uns hat schon einmal erlebt, wie sich starke Emotionen im Körper manifestieren: Ein Kloß im Hals vor einer wichtigen Entscheidung, eine angespannte Brust nach einem Streit oder Schmetterlinge im Bauch, wenn wir uns verlieben. Unser Körper speichert Emotionen nicht nur kurzfristig – sie können sich über Jahre hinweg tief im Gewebe, in Organen und in unseren energetischen Systemen festsetzen.

Emotionen sind nicht nur flüchtige Zustände – sie haben eine direkte Wirkung auf unsere physische und energetische Gesundheit. Wenn Emotionen nicht richtig verarbeitet oder ausgedrückt werden, können sie zu Blockaden führen, die sich langfristig in Form von körperlichen Beschwerden, Energielosigkeit oder emotionaler Instabilität zeigen.

In diesem Kapitel erfährst du, wie dein Körper Emotionen speichert, warum emotionale Blockaden deine Energie beeinträchtigen und wie du dich von diesen Belastungen befreien kannst, um wieder in deine volle Kraft zu kommen.

1. Wie Emotionen in deinem Körper gespeichert werden

1.1 Das Zellgedächtnis – Warum Emotionen in Geweben bleiben

Unser Körper besitzt ein **Zellgedächtnis**, das Informationen aus vergangenen Erlebnissen speichert. Wenn du jemals erlebt hast, dass ein bestimmter Geruch oder ein Lied alte Erinnerungen und Emotionen hervorruft, dann hast du bereits erfahren, wie stark das Zellgedächtnis arbeitet.

- Jede emotionale Erfahrung wird von deinem Nervensystem registriert und kann als Spannung in Muskeln, Organen oder Bindegewebe gespeichert werden.
- Unverarbeitete Emotionen werden oft in bestimmten Körperregionen abgelegt, abhängig von der Art der Emotion.
- Traumatische Erlebnisse können sich besonders tief in der Körperstruktur festsetzen und das Nervensystem in einem ständigen Stressmodus halten.

1.2 Die Verbindung zwischen Emotionen und Körperbereichen

Verschiedene Emotionen tendieren dazu, sich in bestimmten Körperregionen zu manifestieren:

- Schultern und Nacken: Unverarbeiteter Stress, Verantwortungsdruck und unterdrückte Wut.
- Brust und Herzregion: Emotionale Verletzungen, Kummer und Trauer.

- Magen und Verdauungstrakt: Ängste, Sorgen, unterdrückte Gefühle.

- Beckenbereich: Emotionale Unterdrückung, sexuelle Blockaden, Trauma.

- Gelenke und Muskeln: Stagnation, Widerstand gegen Veränderungen.

Wenn diese Emotionen nicht gelöst werden, können sie zu Verspannungen, chronischen Schmerzen oder sogar Krankheiten führen.

2. Warum emotionale Blockaden deine Energie blockieren

2.1 Der Zusammenhang zwischen Emotionen und Energiefluss

In vielen traditionellen Heilmethoden wie der Traditionellen Chinesischen Medizin (TCM) oder dem Ayurveda wird davon ausgegangen, dass Energie (Qi oder Prana) durch unseren Körper fließt. Emotionale Blockaden können diesen Energiefluss stören und zu einer energetischen Stagnation führen.

- Ein blockierter Energiefluss äußert sich oft in Müdigkeit, Lustlosigkeit und Antriebslosigkeit.

- Wenn bestimmte Emotionen wiederholt unterdrückt werden, kann sich das als körperliche Starre oder Unbeweglichkeit zeigen.

- Langfristige emotionale Blockaden schwächen das Immunsystem, da der Körper im dauerhaften Stressmodus bleibt.

2.2 Emotionale Unterdrückung und ihre Auswirkungen auf das Nervensystem

Wenn wir Emotionen unterdrücken, bleibt unser autonomes Nervensystem (ANS) in einem Überlebensmodus hängen:

- Die Sympathikus-Dominanz sorgt dafür, dass unser Körper ständig in Alarmbereitschaft bleibt (Fight-or-Flight-Modus).

- Der Parasympathikus, der für Entspannung und Regeneration zuständig ist, wird unterdrückt.

- Langfristige emotionale Belastungen können zu chronischem Stress, Schlafstörungen und hormonellen Ungleichgewichten führen.

_____

_____

_____

_____

3. Wie du emotionale Blockaden auflöst und deine Energie wieder freisetzt

3.1 Körperliche Techniken zur emotionalen Entladung

Manchmal reichen bewusste Gedanken allein nicht aus, um emotionale Blockaden zu lösen – der Körper muss aktiv in den Prozess einbezogen werden. Hier sind einige der wirkungsvollsten Methoden:

- Tiefes Atmen und Breathwork: Durch bewusste Atemtechniken wie die Wim-Hof-Methode oder holotropes Atmen können gespeicherte Emotionen gelöst werden.
- Bewegung und Tanz: Körperbewegung hilft, Spannungen abzubauen und emotionale Starre aufzulösen.
- Somatische Körperarbeit: Methoden wie TRE (Tension & Trauma Releasing Exercises) oder Rolfing helfen, emotionale Blockaden auf körperlicher Ebene zu verarbeiten.
- Massagen und Faszienarbeit: Das gezielte Lösen von Verspannungen kann festgehaltene Emotionen freisetzen.

3.2 Mentale Techniken zur Veränderung emotionaler Muster

Neben der körperlichen Arbeit ist es wichtig, auch auf mentaler Ebene an deinen Emotionen zu arbeiten. Dafür eignen sich:

- EFT (Emotional Freedom Techniques): Durch sanftes Klopfen auf bestimmte Akupunkturpunkte können emotionale Blockaden gelöst werden.
- Journaling: Schreiben hilft, Emotionen zu reflektieren und loszulassen.
- Meditation und Achtsamkeit: Regelmäßige Meditation hilft, emotionale Reaktionen bewusst wahrzunehmen und nicht unbewusst in alte Muster zu verfallen.
- Reframing-Techniken aus dem NLP: Negative Emotionen in neue, kraftvolle Bedeutungen umwandeln.

3.3 Energetische Reinigung zur Harmonisierung des emotionalen Feldes

Energetische Blockaden lassen sich durch verschiedene spirituelle Praktiken lösen:

- Chakren-Heilung: Blockierte Energiezentren mit Visualisierungen, Heilsteinen oder Klangschwingungen reinigen.
- Räucherrituale mit Salbei oder Palo Santo: Klärt stagnierte Energie aus Räumen und dem Körper.
- Frequenz- und Klangheilung: Musik in bestimmten Frequenzen (z. B. 432 Hz oder 528 Hz) kann tiefgehende emotionale Heilung bewirken.

- Schamanische Heilmethoden: Seelenrückholung oder schamanische Trommelreisen zur tiefgehenden Transformation.

4. Dein persönlicher Weg zur emotionalen Freiheit

Ein emotionaler Detox ist ein Prozess, der Zeit und Geduld erfordert. Um dich nachhaltig von Blockaden zu befreien, kannst du:

1. Bewusst wahrnehmen, welche Emotionen du in deinem Körper spürst.
2. Gezielt Körpertechniken anwenden, um Spannung abzubauen.
3. Negative Glaubenssätze erkennen und durch Positive ersetzen.
4. Tägliche Routinen zur energetischen Reinigung etablieren.

Indem du beginnst, deinen Körper nicht nur als physisches Gefäß, sondern als emotionales und energetisches Speicherfeld zu betrachten, kannst du dich von Altlasten befreien und dein volles Potenzial entfalten.

Fazit: Dein Körper als Schlüssel zur emotionalen Heilung

Emotionen sind nicht nur mentale Konstrukte – sie sind tief in deinem Körper verwurzelt. Wenn du lernst, emotionale Blockaden bewusst wahrzunehmen und zu lösen, kannst du deine Energie freisetzen, deine Gesundheit verbessern und ein erfüllteres Leben führen.

Bist du bereit, dich von gespeicherten Emotionen zu befreien und wieder in deine volle Kraft zu kommen? Dann ist jetzt der richtige Moment, deinen Weg zur emotionalen Heilung zu beginnen!

Für deine Notizen:

_____

_____

_____

_____

_____

_____

_____

_____

Kapitel 8:
Der Einfluss von Ernährung Umweltgiften und Stress auf dein System

Wie äußere Faktoren dein inneres Gleichgewicht beeinflussen

Unser Körper ist täglich einer Vielzahl von Belastungen ausgesetzt, die unser Wohlbefinden und unsere Gesundheit erheblich beeinflussen können. Viele dieser Faktoren sind uns bewusst – etwa eine schlechte Ernährung, Luftverschmutzung oder anhaltender Stress. Doch oft unterschätzen wir, wie tiefgreifend diese äußeren Einflüsse unser gesamtes System – von der Zellgesundheit bis hin zur emotionalen Balance – beeinträchtigen können.

Ein unausgeglichener Körper kann sich in Form von Energielosigkeit, Verdauungsproblemen, hormonellen Störungen, Schlafmangel und sogar chronischen Erkrankungen zeigen. In diesem Kapitel betrachten wir die drei größten Belastungsfaktoren: **Ernährung, Umweltgifte und Stress**. Du wirst verstehen, wie sie dein System beeinflussen und welche Strategien du nutzen kannst, um dich davon zu befreien und dein inneres Gleichgewicht wiederherzustellen.

1. Ernährung – Was du isst, bestimmt, wie du dich fühlst

1.1 Der Einfluss der Ernährung auf dein Wohlbefinden

Unsere Ernährung ist die primäre Quelle für Nährstoffe, die unser Körper für Energieproduktion, Zellregeneration und Stoffwechselprozesse benötigt. Doch sie kann auch eine Quelle für Toxine und Belastungen sein, wenn sie aus den falschen Lebensmitteln besteht.

Nährstoffarme Ernährung als Belastungsfaktor

Eine unausgewogene, stark verarbeitete Ernährung kann:

- Entzündungen fördern, die zu Gelenkschmerzen, Hautproblemen und chronischen Erkrankungen führen können.
- Die Darmflora stören, was zu Verdauungsproblemen, Blähungen und Immunschwäche führt.
- Den Blutzuckerspiegel instabil halten, was Heißhungerattacken, Energielosigkeit und Konzentrationsprobleme verursacht.
- Die Leber belasten, indem sie den Körper mit Schadstoffen aus künstlichen Zusatzstoffen, Konservierungsmitteln und Pestiziden überschwemmt.

Die gefährlichsten Lebensmittel für dein System

- Zucker und künstliche Süßstoffe: Fördern Entzündungen und stören den Hormonhaushalt.

- Industriell verarbeitete Lebensmittel: Enthalten Konservierungsstoffe, Transfette und künstliche Aromen, die den Körper belasten.
- Künstliche Farbstoffe und Geschmacksverstärker: Stören das Nervensystem und die natürliche Sättigungsregulation.
- Fleisch aus Massentierhaltung: Enthält oft Antibiotika, Wachstumshormone und Entzündungsförderer.
- Konventionelles Obst und Gemüse: Kann Pestizidrückstände enthalten, die hormonelle Dysbalancen auslösen können.

Welche Lebensmittel dein System stärken

- Frisches, unverarbeitetes Gemüse und Obst: Reich an Antioxidantien, Vitaminen und Mineralstoffen.
- Gesunde Fette: Avocados, Nüsse, Samen und kaltgepresste Öle unterstützen das Hormonsystem.
- Hochwertige Proteine: Pflanzliche Proteine aus Hülsenfrüchten oder Bio-Fleisch und Fisch fördern die Zellregeneration.
- Fermentierte Lebensmittel: Sauerkraut, Kimchi und Joghurt fördern eine gesunde Darmflora.
- Basenbildende Lebensmittel: Blattgemüse, Algen und Zitronenwasser helfen, Übersäuerung zu vermeiden.

1.2 Darmgesundheit und Detox: Die unterschätzte Verbindung

Der Darm spielt eine zentrale Rolle bei der Entgiftung des Körpers. Wenn er nicht optimal funktioniert, können sich Giftstoffe im Körper ansammeln, was zu Müdigkeit, Hautproblemen und sogar mentalen Symptomen wie Angst oder Depression führen kann.

Tipps für einen gesunden Darm:

- Probiotika einnehmen, um die gesunde Darmflora zu unterstützen.
- Ballaststoffe konsumieren, um die Verdauung zu fördern.
- Zucker und verarbeitete Lebensmittel reduzieren, um das Gleichgewicht im Darm zu bewahren.
- Regelmäßige Darmreinigungen durchführen, um Ablagerungen zu entfernen.

2. Umweltgifte – Unsichtbare Belastungen, die dein System beeinträchtigen

2.1 Die gefährlichsten Umweltgifte im Alltag

Täglich sind wir einer Vielzahl von Schadstoffen ausgesetzt, die sich im Körper anreichern und langfristig zu gesundheitlichen Problemen führen können. Dazu gehören:

- Schwermetalle (Quecksilber, Blei, Aluminium): Lagern sich in Gehirn und Organen ab und können neurologische Störungen verursachen.
- Plastik-Weichmacher (BPA, Phthalate): Beeinflussen den Hormonhaushalt und können das Fortpflanzungssystem schädigen.
- Pestizide und Herbizide: Stören das Hormonsystem und sind in vielen Lebensmitteln enthalten.
- Luftverschmutzung und Feinstaub: Gelangen über die Atemwege in den Blutkreislauf und fördern Entzündungen.

2.2 Wie Umweltgifte dein System blockieren

- Sie belasten die Leber, die das Hauptentgiftungsorgan des Körpers ist.
- Sie schwächen das Immunsystem, was zu Infektanfälligkeit führt.
- Sie beeinträchtigen den Hormonhaushalt, was zu Stimmungsschwankungen, Gewichtszunahme und Schlafproblemen führen kann.

2.3 Wie du Umweltgifte reduzierst und ausscheidest

- Gefiltertes Wasser trinken, um Schwermetalle und Schadstoffe zu vermeiden.
- Lebensmittel aus biologischem Anbau bevorzugen, um Pestizidrückstände zu minimieren.
- Natürliche Kosmetikprodukte nutzen, um hormonaktive Substanzen zu vermeiden.
- Regelmäßige Saunagänge und Schwitzen fördern, um Giftstoffe über die Haut auszuleiten.

3. Stress – Der unsichtbare Killer für dein System

3.1 Warum Stress toxischer ist, als du denkst

Chronischer Stress führt zur dauerhaften Aktivierung des Sympathikus, wodurch der Körper in einen **ständigen Alarmmodus** versetzt wird. Dies hat erhebliche Folgen:

- Erhöhte Cortisolwerte fördern Entzündungen und beschleunigen die Zellalterung.
- Schlechte Verdauung durch reduzierte Magen- und Darmaktivität.

- Hormondysbalancen, die den Zyklus, die Schilddrüse und den Stoffwechsel beeinflussen.
- Schlafstörungen und mentale Erschöpfung, die langfristig zu Burnout führen können.

3.2 Wie du Stress aktiv reduzierst

- Atemtechniken wie Box-Breathing oder 4-7-8-Methode helfen, das Nervensystem zu beruhigen.
- Meditation und Achtsamkeit reduzieren die Aktivität des Sympathikus.
- Sportliche Aktivität und Bewegung bauen Stresshormone aktiv ab.
- Zeit in der Natur verbringen hilft, den Geist zu beruhigen und Stresshormone zu senken.

Fazit: Dein Weg zu einem gereinigten System

Der Einfluss von Ernährung, Umweltgiften und Stress auf dein System ist enorm. Wenn du erkennst, wie stark diese Faktoren deine Gesundheit und Energie beeinflussen, kannst du gezielt Maßnahmen ergreifen, um dich zu befreien und dein Wohlbefinden zu steigern.

Mit den richtigen Detox-Strategien kannst du:

- Deinen Körper von Schadstoffen befreien.
- Deine Energie steigern und dein Immunsystem stärken.
- Emotionalen und mentalen Ballast loslassen.

Bist du bereit, dein System zu reinigen und ein neues Lebensgefühl zu erleben? Dann ist jetzt der beste Zeitpunkt, deine Detox-Reise bewusst zu starten!

Für deine Notizen:

Kapitel 9:
Körperliche Symptome als Botschaften deines Unterbewusstseins

Was dein Körper dir sagen will

Unser Körper ist weit mehr als nur eine biologische Maschine – er ist ein hochintelligentes System, das ständig mit uns kommuniziert. Oft nehmen wir körperliche Symptome als reine Zufälle oder als unvermeidbare Nebenwirkungen des Alltags wahr. Doch was wäre, wenn jedes Unwohlsein, jede Verspannung und jede Erkrankung eine tiefere Bedeutung hätte? Was, wenn unser Körper versucht, uns durch Symptome eine Botschaft zu senden, die wir auf mentaler oder emotionaler Ebene nicht wahrnehmen?

In diesem Kapitel erfährst du, wie dein Körper als Spiegel deines Unterbewusstseins fungiert. Du wirst verstehen, warum bestimmte körperliche Beschwerden oft in direkter Verbindung mit ungelösten Emotionen, inneren Konflikten und mentalen Blockaden stehen. Zudem lernst du, wie du deine Symptome lesen und als Wegweiser für deine persönliche Heilung nutzen kannst.

1. Die Sprache des Körpers verstehen

1.1 Der Körper als Speicher von Emotionen und Erfahrungen

Unser Körper speichert alle Erfahrungen, die wir im Laufe unseres Lebens gemacht haben. Positive Erlebnisse stärken uns, doch unverarbeitete Emotionen und Traumata können sich in Form von Blockaden manifestieren. Diese können sich durch:

- Verspannungen in Muskeln und Faszien zeigen, wenn wir Stress oder emotionale Lasten tragen.
- Verdauungsprobleme äußern, wenn wir Dinge nicht „verdauen" oder loslassen können.
- Hautprobleme auftreten, wenn wir uns innerlich verletzt oder unwohl fühlen.
- Herzrasen oder Druck in der Brust entstehen, wenn Ängste oder emotionale Konflikte bestehen.

1.2 Die Psychosomatik hinter körperlichen Beschwerden

Psychosomatische Medizin zeigt, dass Körper und Geist eng miteinander verbunden sind. Emotionale Belastungen, unterdrückte Gefühle und ungelöste innere Konflikte können sich in Form von körperlichen Symptomen ausdrücken. Einige Beispiele:

- Rückenschmerzen: Können auf das Gefühl hindeuten, zu viel Verantwortung zu tragen oder sich überfordert zu fühlen.
- Kopfschmerzen: Können durch übermäßiges Grübeln, Perfektionismus oder inneren Druck verursacht werden.

- Magenprobleme: Sind oft mit Ängsten oder Sorgen verbunden.
- Erschöpfung: Kann ein Hinweis darauf sein, dass du gegen deine eigenen Bedürfnisse lebst.

2. Wie emotionale Blockaden den Körper beeinflussen

2.1 Das Nervensystem und die Verbindung zu Emotionen

Unser Nervensystem reagiert auf emotionale Reize genau wie auf physische Belastungen. Unverarbeitete Emotionen können das autonome Nervensystem in einem **permanenten Stressmodus (Fight-or-Flight)** halten. Wenn dieser Zustand über längere Zeit anhält, kann es zu:

- Chronischer Anspannung und Schlafproblemen kommen.
- Verdauungsstörungen und hormonellen Dysbalancen führen.
- Einem geschwächten Immunsystem resultieren, weil der Körper dauerhaft in Alarmbereitschaft ist.

2.2 Die Rolle der Chakren und energetischer Blockaden

In vielen spirituellen Traditionen wird davon ausgegangen, dass unser Körper über Energiezentren (Chakren) verfügt, die für verschiedene Lebensbereiche stehen. Blockierte Chakren können sich als körperliche Beschwerden zeigen:

- Wurzelchakra (Sicherheit, Urvertrauen): Blockaden können sich als untere Rückenschmerzen oder Müdigkeit zeigen.
- Solarplexus-Chakra (Selbstbewusstsein, Kontrolle): Verdauungsprobleme oder Magenschmerzen deuten auf ein Ungleichgewicht hin.
- Herzchakra (Liebe, Beziehungen): Enge in der Brust oder Atemprobleme können auf unterdrückte Emotionen hinweisen.

3. Die häufigsten körperlichen Symptome und ihre verborgenen Botschaften

3.1 Kopfschmerzen und Migräne – Zu viele Gedanken und Druck

- Übermäßiges Denken, Sorgen und Perfektionismus belasten den Kopf.
- Unterdrückte Wut oder unverarbeitete Konflikte können sich als Spannungskopfschmerzen manifestieren.
- Lösung: Meditation, Atemübungen und bewusste Entspannungsmethoden.

3.2 Rückenschmerzen – Belastung durch Verantwortung

- Schmerzen im oberen Rücken: Emotionale Last oder das Gefühl, nicht genug Unterstützung zu haben.
- Schmerzen im unteren Rücken: Finanzielle Sorgen oder Unsicherheit über die eigene Zukunft.
- Lösung: Bewusst loslassen, Unterstützung annehmen, sanfte Bewegung wie Yoga.

3.3 Verdauungsprobleme – „Etwas nicht verdauen können"

- Blähungen, Magenschmerzen oder Durchfall können darauf hindeuten, dass du emotionale oder mentale Themen nicht loslassen kannst.
- Lösung: Achtsames Essen, bewusste Ernährung, emotionale Reflexion.

3.4 Hautprobleme – Unterdrückte Emotionen an die Oberfläche bringen

- Die Haut ist das größte Entgiftungsorgan. Unverarbeitete Emotionen können sich in Form von Akne, Ekzemen oder Rötungen zeigen.
- Lösung: Detox für Körper und Seele, Selbstliebe-Praktiken, bewusste Körperpflege.

3.5 Erschöpfung und chronische Müdigkeit – Energieblockaden

- Wenn du dich dauerhaft müde fühlst, kann es sein, dass du zu viele emotionale Lasten trägst.
- Lösung: Energiebalance wiederherstellen durch Schlaf, Achtsamkeit und emotionale Klärung.

4. Wie du die Botschaften deines Körpers entschlüsselst und heilst

4.1 Praktische Methoden zur Selbstheilung

- Journaling: Schreibe auf, welche Körperbereiche sich angespannt oder belastet anfühlen und welche Emotionen du in diesen Bereichen spürst.
- Atemtechniken: Bewusstes Atmen hilft, emotionale Blockaden zu lösen.
- Meditation: Verbinde dich mit deinem Körper und frage ihn bewusst, was er dir mitteilen möchte.
- EFT (Klopfakupressur): Sanftes Klopfen auf bestimmte Punkte kann gespeicherte Emotionen befreien.

- Energetische Reinigung: Räuchern mit Salbei oder Palo Santo kann helfen, stagnierte Energie zu lösen.

4.2 Dein persönlicher Heilungsprozess

- Erkenne die Botschaften deines Körpers.

- Verändere schädliche Muster. Frage dich: Wo kann ich Dinge loslassen? Wo kann ich besser für mich sorgen?

- Finde Unterstützung. Ob durch Coaching, energetische Heilung oder Therapie – manchmal brauchen wir Hilfe, um tiefe Blockaden zu lösen.

- Etabliere eine neue Lebensweise. Sanfte Bewegung, bewusste Ernährung und emotionale Selbstfürsorge sind der Schlüssel zu einem befreiten Körper.

Fazit: Dein Körper als Wegweiser zur Heilung

Dein Körper ist ein wertvoller Ratgeber, der dir in jeder Situation sagt, was er braucht. Statt Symptome einfach zu ignorieren oder mit Medikamenten zu unterdrücken, kannst du lernen, sie als Botschaften deines Unterbewusstseins zu verstehen. Wenn du beginnst, auf diese Signale zu hören und bewusst an deiner Heilung arbeitest, kannst du nicht nur körperliche Beschwerden lindern, sondern auch ein tiefes inneres Gleichgewicht erreichen.

Bist du bereit, die Sprache deines Körpers zu entschlüsseln und dich von Blockaden zu befreien? Dann beginnt deine Reise zur inneren und äußeren Heilung genau jetzt!

Für deine Notizen:

Kapitel 10:
Ernährung als Schlüssel für eine tiefe Reinigung

Warum deine Ernährung über deine Gesundheit entscheidet

Die Nahrung, die du zu dir nimmst, beeinflusst nicht nur deinen Körper, sondern auch dein geistiges und emotionales Wohlbefinden. Eine gesunde Ernährung kann ein mächtiges Werkzeug sein, um den Körper von Schadstoffen zu befreien, das Immunsystem zu stärken und dein Energieniveau nachhaltig zu verbessern. Doch während viele Detox-Konzepte sich auf kurzfristige Maßnahmen wie Saftkuren oder Fastenkuren beschränken, ist ein nachhaltiger Ernährungsansatz der wahre Schlüssel zu einer tiefen Reinigung und langfristigen Gesundheit.

In diesem Kapitel erfährst du, welche Lebensmittel deinen Körper entlasten, wie du eine Ernährung gestaltest, die den natürlichen Entgiftungsprozess unterstützt, und welche Fehler du vermeiden solltest. Zudem erhältst du wertvolle Tipps, wie du Ernährung als Teil deines täglichen Detox-Rituals etablieren kannst.

1. Warum Ernährung ein entscheidender Faktor für die Entgiftung ist

1.1 Der Körper als Entgiftungsmaschine

Unser Körper ist von Natur aus darauf ausgelegt, sich selbst zu reinigen. Organe wie die Leber, die Nieren, der Darm und die Haut arbeiten unermüdlich daran, Giftstoffe auszuscheiden und die innere Balance aufrechtzuerhalten. Doch durch die moderne Lebensweise wird dieser natürliche Prozess oft überlastet. Faktoren wie:

- Industriell verarbeitete Lebensmittel mit Zusatzstoffen und Konservierungsstoffen
- Hoher Zuckerkonsum, der Entzündungen im Körper fördert
- Schwermetalle und Pestizide in konventionellen Lebensmitteln
- Übersäuerung durch eine unausgewogene Ernährung
- Mangel an frischen, natürlichen Nahrungsmitteln

dürfen nicht unterschätzt werden. Wenn wir unserem Körper kontinuierlich belastende Substanzen zuführen, verliert er zunehmend die Fähigkeit zur natürlichen Entgiftung.

1.2 Die Verbindung zwischen Ernährung, Darmgesundheit und Entgiftung

Der Darm spielt eine zentrale Rolle bei der Entgiftung. Ist er überlastet oder von einer unausgewogenen Darmflora betroffen, können Giftstoffe nicht richtig ausgeschieden werden. Eine gesunde Ernährung kann die Darmgesundheit stärken und somit den gesamten Detox-Prozess optimieren.

Tipps für eine gesunde Darmflora:

- Ballaststoffreiche Ernährung: Flohsamenschalen, Chiasamen und Leinsamen helfen bei der Reinigung des Darms.

- Fermentierte Lebensmittel: Sauerkraut, Kimchi und Joghurt versorgen den Darm mit nützlichen Bakterien.

- Verzicht auf Zucker und hochverarbeitete Lebensmittel, da sie das Gleichgewicht der Darmflora stören können.

- Regelmäßige Fastenperioden, um dem Verdauungssystem eine Pause zu gönnen und alte Ablagerungen auszuleiten.

2. Die besten Detox-Lebensmittel für eine tiefe Reinigung

2.1 Lebensmittel, die deinen Körper beim Detox unterstützen

Nicht alle Lebensmittel sind gleich – einige helfen aktiv dabei, Giftstoffe auszuleiten und den Körper zu regenerieren. Hier sind die besten Detox-Lebensmittel:

1. Grünes Blattgemüse

- Spinat, Grünkohl, Rucola und Petersilie enthalten Chlorophyll, das die Leber entlastet und Giftstoffe neutralisiert.

- Liefert Antioxidantien, die freie Radikale bekämpfen und Zellschäden vorbeugen.

2. Zitronen und Zitrusfrüchte

- Unterstützen die Leber bei der Produktion von Enzymen zur Entgiftung.

- Regen den Stoffwechsel an und helfen, den Körper zu entsäuern.

3. Knoblauch und Zwiebeln

- Reich an Schwefelverbindungen, die Schwermetalle binden und aus dem Körper leiten.

- Fördern die Lebergesundheit und haben antibakterielle Eigenschaften.

4. Kurkuma

- Reduziert Entzündungen und unterstützt die Leber bei der Regeneration.

- Kann in goldener Milch oder als Gewürz in Speisen verwendet werden.

5. Chlorella und Spirulina

- Bindet Schwermetalle wie Quecksilber und Arsen und scheidet sie aus.
- Liefert essenzielle Nährstoffe für den Zellstoffwechsel.

6. Ingwer

- Fördert die Verdauung und hilft, Toxine auszuscheiden.
- Reduziert Entzündungen und stärkt das Immunsystem.

7. Kreuzblütler-Gemüse

- Brokkoli, Rosenkohl und Blumenkohl aktivieren entgiftende Enzyme in der Leber.
- Enthalten Sulforaphan, dass die Krebsprävention unterstützt.

8. Beeren

- Reich an Antioxidantien, die Zellschäden verhindern.
- Unterstützen die Darmgesundheit durch ihre hohen Ballaststoffwerte.

2.2 Detox-Getränke für den täglichen Gebrauch

- Warmwasser mit Zitrone am Morgen: Unterstützt die Verdauung und fördert die Ausscheidung von Giftstoffen.
- Grüne Smoothies mit Spinat und Chlorella: Reich an Nährstoffen und leicht verdaulich.
- Ingwer-Tee: Stärkt das Immunsystem und hilft dem Körper, sich selbst zu reinigen.
- Kurkuma-Latte: Fördert die Lebergesundheit und wirkt entzündungshemmend.

3. Ernährungsgewohnheiten, die Detox blockieren

3.1 Lebensmittel, die du reduzieren solltest

Neben der Integration entgiftender Lebensmittel ist es ebenso wichtig, belastende Stoffe zu reduzieren. Die größten „Detox-Killer" sind:

- Zucker: Fördert Entzündungen und schwächt das Immunsystem.
- Alkohol: Belastet die Leber und behindert ihre Entgiftungsfunktion.
- Industriell verarbeitete Lebensmittel: Enthalten Zusatzstoffe, die den Körper belasten.

- Milchprodukte und Gluten: Können für viele Menschen schwer verdaulich sein und zu Entzündungen führen.
- Künstliche Süßstoffe und Geschmacksverstärker: Täuschen den Körper und beeinträchtigen den Stoffwechsel.

3.2 Der Einfluss von Übersäuerung auf den Körper

Viele moderne Ernährungsweisen führen zu einer **Übersäuerung des Körpers**, was Entzündungen, Müdigkeit und Schmerzen fördern kann. Um ein gesundes Säure-Basen-Gleichgewicht herzustellen:

- Reduziere säurebildende Lebensmittel wie Zucker, Kaffee und Alkohol.
- Erhöhe den Konsum von basischen Lebensmitteln wie Gemüse, Zitronen und Algen.
- Trinke ausreichend Wasser, um überschüssige Säuren auszuscheiden.

Fazit: Deine Ernährung als Schlüssel zur tiefen Reinigung

Eine bewusste Ernährung ist der nachhaltigste und effektivste Weg, um den Körper kontinuierlich zu entgiften. Indem du nährstoffreiche, natürliche Lebensmittel in deine tägliche Routine integrierst und gleichzeitig belastende Stoffe vermeidest, schaffst du die beste Grundlage für langanhaltende Gesundheit und Wohlbefinden.

Bist du bereit, Ernährung als Heilmittel zu nutzen? Dann starte noch heute mit kleinen Veränderungen, die langfristig einen großen Unterschied machen werden!

Für deine Notizen:

_____

_____

_____

_____

_____

_____

_____

_____

_____

Kapitel 11:
Welche Lebensmittel dich nähren – und welche dich blockieren

Nahrung als Kraftquelle oder Belastung

Unsere tägliche Ernährung kann entweder eine Quelle von Vitalität, Energie und Heilung sein – oder sie kann unseren Körper belasten, ihn übersäuern und blockieren. Viele Menschen sind sich nicht bewusst, dass bestimmte Lebensmittel nicht nur den Verdauungsprozess erschweren, sondern auch Entzündungen fördern, das Immunsystem schwächen und sogar emotionale Schwankungen verursachen können. Auf der anderen Seite gibt es eine Vielzahl von Nahrungsmitteln, die unseren Körper aktiv unterstützen, ihn mit essenziellen Nährstoffen versorgen und den natürlichen Detox-Prozess fördern.

In diesem Kapitel erfährst du, welche Lebensmittel dich wirklich nähren und welche du besser meiden solltest, wenn du deinen Körper in einen Zustand optimaler Gesundheit und Re-GENeration bringen möchtest.

1. Lebensmittel, die dich nähren und dein Wohlbefinden steigern

1.1 Nährstoffreiche Lebensmittel für maximale Energie und Vitalität

Es gibt bestimmte Lebensmittelgruppen, die den Körper auf allen Ebenen unterstützen – sie liefern Vitamine, Mineralstoffe, gesunde Fette und Antioxidantien, die die Zellen schützen und regenerieren.

1.1.1 Frische, unverarbeitete Lebensmittel

- Obst & Gemüse: Natürliche Pflanzenstoffe wie Flavonoide, Carotinoide und Polyphenole haben eine stark entgiftende und regenerierende Wirkung.

- Beeren: Blaubeeren, Himbeeren und Goji-Beeren sind reich an Antioxidantien und helfen, freie Radikale zu neutralisieren.

- Grünes Blattgemüse: Spinat, Grünkohl, Rucola und Wildkräuter enthalten Chlorophyll, das die Leber entlastet und die Blutreinigung unterstützt.

1.1.2 Gesunde Fette für Zellschutz und Entzündungshemmung

- Avocados: Liefern wertvolle Omega-3-Fettsäuren und unterstützen die Gehirnfunktion.

- Nüsse und Samen: Mandeln, Walnüsse, Chia- und Leinsamen fördern die Verdauung und regulieren den Hormonhaushalt.

- Olivenöl & Kokosöl: Hochwertige, kaltgepresste Öle helfen, Entzündungen im Körper zu reduzieren.

1.1.3 Hochwertige Proteine für Zellaufbau und Regeneration

- Hülsenfrüchte: Linsen, Bohnen und Kichererbsen sind reich an pflanzlichen Proteinen und Ballaststoffen.
- Fermentierte Sojaprodukte: Tempeh und Miso enthalten probiotische Kulturen, die die Darmgesundheit stärken.
- Wildgefangener Fisch: Reich an Omega-3-Fettsäuren, die das Herz-Kreislauf-System unterstützen.

1.1.4 Basenbildende Lebensmittel zur Regulierung des Säure-Basen-Haushalts

- Algen & Mikroalgen: Spirulina und Chlorella entgiften das Blut und binden Schwermetalle.
- Zitronen & Grapefruits: Auch wenn sie sauer schmecken, wirken sie basisch im Körper.
- Selleriesaft: Hat eine stark entzündungshemmende Wirkung und reguliert den Elektrolythaushalt.

1.2 Heilende Lebensmittel für spezifische Gesundheitsziele

Je nach individuellem Gesundheitsziel gibt es bestimmte Lebensmittel, die besonders unterstützend wirken:

- Für starke Nerven und geistige Klarheit: Walnüsse, dunkle Schokolade, Maca-Wurzel.
- Für hormonelle Balance: Kürbiskerne, Leinsamen, Ashwagandha.
- Für schöne Haut und gesunde Haare: Aloe Vera, Granatäpfel, Kokoswasser.
- Für einen gesunden Darm: Sauerkraut, Kimchi, Flohsamen-schalen.
- Für starke Abwehrkräfte: Ingwer, Knoblauch, Kurkuma.

2. Lebensmittel, die dich blockieren und deine Energie rauben

2.1 Übersäuernde und entzündungsfördernde Lebensmittel

Viele Menschen leiden unter chronischer Übersäuerung, die sich in Form von Müdigkeit, Gelenkschmerzen, Hautproblemen oder Verdauungsbeschwerden zeigt. Die häufigsten Ursachen sind:

_____

_____

_____

2.1.1 Zuckerhaltige Lebensmittel und raffinierte Kohlenhydrate

- Weißer Zucker & Maissirup: Erhöhen den Blutzuckerspiegel und verursachen Heißhungerattacken.
- Weißmehlprodukte: Pasta, Brot und Gebäck ohne Vollkornanteil belasten den Darm und verursachen Blähungen.
- Softdrinks & Energy-Drinks: Zuckerbomben, die den Körper dehydrieren und den Insulinspiegel aus dem Gleichgewicht bringen.

2.1.2 Industriell verarbeitete Lebensmittel mit Zusatzstoffen

- Fertiggerichte & Fast Food: Enthalten oft Konservierungs-stoffe, Geschmacksverstärker und Transfette, die das Hormonsystem negativ beeinflussen.
- Künstliche Süßstoffe (Aspartam, Saccharin): Stören das Mikrobiom im Darm und können langfristig zu Stoffwechsel-problemen führen.
- Billige Pflanzenöle (Sonnenblumenöl, Palmöl): Fördern stille Entzündungen im Körper.

2.1.3 Überschuss an tierischen Produkten aus Massentierhaltung

- Minderwertiges Fleisch & Wurstwaren: Enthalten oft Antibiotika, Hormone und gesättigte Fette.
- Kuhmilch & herkömmliche Milchprodukte: Können Entzündungen fördern und sind für viele Menschen schwer verdaulich.

2.2 Lebensmittel, die den Darm belasten und die Verdauung verlangsamen

Ein träger Darm kann dazu führen, dass Giftstoffe länger im Körper verbleiben und sich im Gewebe ablagern. Diese Lebensmittel solltest du nach Möglichkeit vermeiden:

- Glutenhaltige Getreideprodukte (Weizen, Roggen, Gerste): Können bei empfindlichen Menschen Verdauungsbeschwer-den verursachen.
- Frittierte Lebensmittel & Fast Food: Verlangsamen die Verdauung und belasten die Leber.
- Milchprodukte mit hohem Laktosegehalt: Können Blähungen und Unverträglichkeiten auslösen.

2.3 Genussmittel, die deine Energie senken

- Kaffee in großen Mengen: Kann den Cortisolspiegel erhöhen und den Körper dehydrieren.
- Alkohol: Überlastet die Leber und stört den Schlafzyklus.
- Nikotin: Reduziert die Sauerstoffversorgung der Zellen und führt zu frühzeitiger Hautalterung.

3. Wie du dich bewusst für nährende Lebensmittel entscheidest

3.1 Die 80/20-Regel für langfristigen Erfolg

Eine gesunde Ernährung bedeutet nicht, dass du dich zu 100 % perfekt ernähren musst. Die 80/20-Regel hilft dabei, Balance zu finden:

- 80 % der Zeit: Nährstoffreiche, frische Lebensmittel, die dein System unterstützen.
- 20 % der Zeit: Kleine „Genussmomente", die ohne schlechtes Gewissen genossen werden können.

3.2 Detox als nachhaltige Ernährungsphilosophie

- Setze auf natürliche, vollwertige Lebensmittel.
- Vermeide stark verarbeitete Produkte und künstliche Zusatz-stoffe.
- Achte auf die Herkunft deiner Lebensmittel – Bio & regional ist besser.
- Höre auf deinen Körper und achte auf seine Signale.

Fazit: Ernährung als tägliches Detox-Tool

Die richtige Ernährung kann entweder deine größte Kraftquelle oder deine größte Blockade sein. Indem du bewusster darauf achtest, welche Lebensmittel dich nähren und welche dich schwächen, kannst du deine Gesundheit nachhaltig verbessern. Starte mit kleinen Veränderungen und beobachte, wie dein Körper positiv darauf reagiert. Deine Ernährung sollte dich stärken, energetisieren und dir Freude bereiten – und genau das ist die wahre Bedeutung von ganzheitlichem Detox!

Kapitel 12:
Detox-Foods und ihre energetische Wirkung

Nahrung als energetische Quelle für Körper und Geist

Unsere Ernährung beeinflusst nicht nur unsere physische Gesundheit, sondern auch unsere energetische Balance. Während einige Lebensmittel unseren Körper vitalisieren, unsere Chakren harmonisieren und die Frequenz unserer Energie erhöhen, können andere uns aus dem Gleichgewicht bringen, unsere Schwingung senken und uns träge oder blockiert fühlen lassen.

Ein bewusster Detox mit hochschwingenden Lebensmitteln kann nicht nur körperlich reinigend wirken, sondern auch die mentale Klarheit verbessern, emotionale Blockaden lösen und spirituelle Erkenntnisse fördern. In diesem Kapitel erfährst du, welche Detox-Foods deine Energie aufladen, welche ihre Wirkung auf Körper und Geist haben und wie du deine Ernährung so gestalten kannst, dass sie dich auf allen Ebenen unterstützt.

1. Detox-Foods: Lebensmittel, die deine Energie erhöhen

1.1 Hochfrequente Lebensmittel für mehr Vitalität

Hochfrequente Lebensmittel sind natürlich, frisch, nährstoffreich und unverarbeitet. Sie enthalten eine hohe Lichtenergie und wirken sich positiv auf dein gesamtes Energiefeld aus. Sie fördern die Zellregeneration, stärken dein Immunsystem und bringen deine Energiezentren in Einklang.

1.1.1 Grünes Blattgemüse – Chlorophyll als Lichtträger

- Spinat, Grünkohl, Rucola und Wildkräuter enthalten Chlorophyll, das den Sauerstofftransport im Körper verbessert.
- Unterstützt die Leberentgiftung und erhöht die Zellvitalität.
- Fördert geistige Klarheit und stärkt das Herzchakra.

1.1.2 Sprossen und Mikrogreens – Pure Lebensenergie

- Enthalten hochkonzentrierte Enzyme, Vitamine und Antioxidantien.
- Tragen zur Regeneration der Zellen bei und stärken die Verdauung.
- Unterstützen das Wachstum neuer gesunder Zellen und wirken verjüngend.

1.1.3 Algen und Superfoods – Nahrung für die Seele

- Spirulina, Chlorella und Dulse sind reich an Mineralstoffen und helfen, Schwermetalle aus dem Körper zu leiten.

- Sie erhöhen die Frequenz des Energiekörpers und unterstützen das Dritte-Auge-Chakra.

- Versorgen das Blut mit Sauerstoff und verbessern die Gehirnleistung.

1.1.4 Rohes Obst – Kristalline Energie der Natur

- Beeren, Äpfel, Ananas und Zitrusfrüchte enthalten hochschwingende, bioverfügbare Vitamine.

- Sie wirken als natürliche Reinigungsmittel für den Körper und bringen Klarheit ins Energiefeld.

- Bestimmte Früchte wie Datteln und Feigen sind reich an Prana und nähren das Herz-chakra.

1.2 Basische Lebensmittel für ein reines Energiefeld

Ein übersäuerter Körper blockiert den natürlichen Energiefluss und kann zu Trägheit, negativen Emotionen und Antriebslosigkeit führen. Basische Lebensmittel helfen, den pH-Wert des Körpers zu stabilisieren und die Energiezirkulation zu fördern.

1.2.1 Zitronen & Grapefruits – Reinigung auf allen Ebenen

- Obwohl sie sauer schmecken, wirken sie stark basisch auf den Körper.

- Fördern die Ausscheidung von Giftstoffen und reinigen das Blut.

- Öffnen das Solarplexus-Chakra und helfen, emotionale Lasten loszulassen.

1.2.2 Selleriesaft – Das Elixier für Zellen und Geist

- Wirkt stark entzündungshemmend und reinigt den Darm.

- Fördert den Flüssigkeitsausgleich im Körper und versorgt die Zellen mit Elektrolyten.

- Unterstützt eine klare geistige Wahrnehmung und löst energetische Stagnationen.

1.2.3 Ingwer und Kurkuma – Feuer für die Transformation

- Wirken stark entgiftend auf Leber und Nieren.
- Ingwer steigert die Lebensenergie und hilft, stagnierte Emotionen zu befreien.
- Kurkuma öffnet das Stirnchakra und fördert intuitives Denken.

2. Lebensmittel, die deine Energie blockieren

Nicht alle Nahrungsmittel unterstützen den natürlichen Detox-Prozess des Körpers. Einige Lebensmittel wirken energetisch dämpfend, verschleimen das System oder stören den natürlichen Energiefluss.

2.1 Säurebildende und belastende Lebensmittel

Säurebildende Nahrungsmittel stören das innere Gleichgewicht und können zu Müdigkeit, emotionaler Instabilität und einem blockierten Energiefluss führen.

- Raffinierter Zucker: Führt zu Blutzuckerschwankungen und Energieeinbrüchen.
- Weißmehlprodukte: Blockieren den Darm und verlangsamen die Verdauung.
- Milchprodukte aus Massentierhaltung: Fördern Entzündungen und belasten das Energiesystem.
- Industriell verarbeitete Lebensmittel: Enthalten Zusatzstoffe, die das Hormonsystem stören und die Energie herunterfahren.

2.2 Lebensmittel, die die Chakren blockieren

Bestimmte Nahrungsmittel können die natürliche Energiezirkulation in den Chakren stören:

- Kaffee & Alkohol: Überreizen das Nervensystem und führen zu energetischen Hochs und Tiefs.
- Frittierte Lebensmittel & Transfette: Verlangsamen die Energieaufnahme und blockieren das Sakralchakra.
- Konservierungsstoffe & künstliche Aromen: Verzerren die natürliche Verbindung zwischen Körper und Geist.

3. Detox-Foods als tägliche Praxis – So integrierst du sie in deinen Alltag

Ein effektiver Detox ist nicht nur eine kurzfristige Maßnahme, sondern sollte Teil eines bewussten Lebensstils sein. Hier sind einige einfache Wege, um hochenergetische Lebensmittel regelmäßig in deine Ernährung einzubauen:

3.1 Morgenrituale für einen energetischen Start

- Warmwasser mit Zitrone – reinigt den Körper und aktiviert den Stoffwechsel.
- Grüner Smoothie mit Spirulina & Chlorella – ein Nährstoff-Boost für dein Energiefeld.
- Selleriesaft – hilft, das gesamte System auszubalancieren und zu entgiften.

3.2 Detox-Foods für den ganzen Tag

- Rohkost-Mahlzeiten mit viel Grün – helfen, das Energiefeld klar und kraftvoll zu halten.
- Basische Suppen mit Kurkuma & Ingwer – unterstützen die Zellreparatur und Immunabwehr.
- Fermentierte Lebensmittel wie Sauerkraut & Kimchi – stärken den Darm und fördern emotionale Ausgeglichenheit.

3.3 Energetische Reinigung mit Fastentagen

- Ein regelmäßiger Detox-Tag mit nur Flüssigkeiten (Säfte, Kräutertees) kann helfen, energetischen Ballast loszulassen.
- Intervallfasten fördert nicht nur die Zellregeneration, sondern hilft auch, emotionale und mentale Klarheit zu gewinnen.

Fazit: Ernährung als Schlüssel für körperliche und energetische Reinigung

Die Nahrung, die du zu dir nimmst, beeinflusst nicht nur deinen physischen Körper, sondern auch dein Energiefeld, deine mentale Klarheit und deine emotionale Balance. Indem du dich für hochfrequente Detox-Foods entscheidest, kannst du deine Schwingung erhöhen, deine Zellen regenerieren und dein gesamtes Sein auf ein neues Level bringen.

Bist du bereit, Ernährung als ein Werkzeug für tiefgehende Transformation zu nutzen? Dann beginne heute damit, deine Nahrung bewusst auszuwählen – als Quelle für Vitalität, Heilung und spirituelles Wachstum!

Für deine Notizen:

_____

_____

_____

_____

Kapitel 13:
Einfacher 7-Tage-Ernährungs-Detox-Plan

Warum ein 7-Tage-Detox dein Leben verändern kann

Ein gezielter Ernährungs-Detox ist eine wunderbare Möglichkeit, den Körper zu reinigen, neue Energie zu tanken und sich mental sowie emotional leichter zu fühlen. Durch bewusst ausgewählte Lebensmittel kannst du nicht nur Giftstoffe ausleiten, sondern auch dein Verdauungssystem entlasten, dein Immunsystem stärken und deine mentale Klarheit fördern.

Dieser 7-Tage-Detox-Plan ist so gestaltet, dass er leicht umsetzbar ist und dennoch eine tiefe Reinigung auf körperlicher und energetischer Ebene ermöglicht. Du wirst lernen, wie du dich bewusst ernährst, welche Nahrungsmittel deine Energie anheben und welche dich blockieren können. Zudem erhältst du eine detaillierte Übersicht über Mahlzeiten, Getränke und Rituale für eine nachhaltige Detox-Woche.

Für deine Notizen:

Tag 1: Sanfter Start in die Reinigung

Morgenritual:

- Ein Glas warmes Zitronenwasser (reinigt das Verdauungssystem und aktiviert den Stoffwechsel)
- 5 Minuten Atemübungen zur Unterstützung des Lymphsystems

Frühstück:

- Grüner Smoothie mit Spinat, Banane, Chiasamen und Spirulina
- Eine Handvoll Nüsse und Samen für gesunde Fette

Mittagessen:

- Gedünstetes Gemüse mit Quinoa und einer Zitronen-Tahini-Sauce
- Grüner Salat mit Avocado und Kürbiskernen

Abendessen:

- Basische Gemüsebrühe mit Ingwer und Kurkuma
- Gedünsteter Brokkoli und Zucchini mit einem Schuss Olivenöl

Detox-Ritual:

- Trockenbürsten zur Förderung des Lymphsystems
- 10 Minuten Meditation für eine bewusste innere Reinigung

Für deine Notizen:

Tag 2: Entgiftung vertiefen

Morgenritual:

- Ein Glas warmes Wasser mit Apfelessig und Zimt
- 10 Minuten sanftes Yoga

Frühstück:

- Chia-Pudding mit Kokosmilch, Beeren und Mandeln
- Kräutertee mit Löwenzahn zur Unterstützung der Leber

Mittagessen:

- Süßkartoffel mit Hummus und gedämpftem Blattgemüse
- Zitronen-Ingwer-Dressing für zusätzliche Entgiftung

Abendessen:

- Gemüsesuppe mit Sellerie, Karotten, Ingwer und Kurkuma
- Gekeimte Linsen mit frischen Kräutern

Detox-Ritual:

- Basisches Fußbad mit Natron
- Journaling: Welche alten Gedankenmuster möchtest du loslassen?

Für deine Notizen:

_____

_____

_____

_____

_____

_____

_____

_____

_____

_____

_____

Tag 3: Tiefenreinigung des Verdauungssystems

Morgenritual:

- Selleriesaft auf leeren Magen trinken
- 5 Minuten Sonnenbaden für Vitamin D

Frühstück:

- Smoothie-Bowl mit Spirulina, Banane, Leinsamen und Mandelmilch
- Roher Kakao für sanfte Energie

Mittagessen:

- Quinoa-Gemüsepfanne mit Kurkuma und Kokosöl
- Frischer Spinatsalat mit Granatapfelkernen

Abendessen:

- Basische Cremesuppe aus Karotten, Ingwer und Süßkartoffeln
- Leicht gedämpfter Spargel mit Zitronenöl

Detox-Ritual:

- Leberwickel mit Rizinusöl zur Unterstützung der Entgiftung
- Abendspaziergang zur Förderung der Verdauung

Für deine Notizen:

_____

_____

_____

_____

_____

_____

_____

_____

_____

_____

_____

Tag 4: Emotionale und energetische Reinigung

Morgenritual:

- Ingwer-Kurkuma-Shot zur Immunstärkung
- 15 Minuten achtsames Atmen

Frühstück:

- Overnight Oats mit Leinsamen, Apfel und Zimt
- Kräutertee mit Brennnessel

Mittagessen:

- Buchweizensalat mit Avocado und fermentiertem Gemüse
- Karotten-Ingwer-Suppe zur Harmonisierung des Magens

Abendessen:

- Gedämpftes Gemüse mit Tahini-Dressing
- Warme Mandelmilch mit Muskatnuss

Detox-Ritual:

- Räuchern mit Salbei oder Palo Santo zur energetischen Reinigung
- Dankbarkeitsmeditation

Für deine Notizen:

_____

_____

_____

_____

_____

_____

_____

_____

_____

_____

_____

Tag 5: Tiefe Zellreinigung & Stärkung der Darmflora

Morgenritual:

- Ein Glas warmes Zitronenwasser mit Chlorella
- Leichte Dehnübungen

Frühstück:

- Grüner Detox-Smoothie mit Spirulina, Ingwer und Kiwi
- Kokosjoghurt mit Chiasamen und Mandeln

Mittagessen:

- Basische Quinoabowl mit fermentiertem Gemüse
- Karottensaft mit Kurkuma

Abendessen:

- Zucchini-Spaghetti mit Pesto aus Koriander und Walnüssen
- Warme goldene Milch zur Beruhigung

Detox-Ritual:

- Leber-Detox-Massage mit ätherischen Ölen
- Journaling: Welche neuen Gewohnheiten möchtest du etablieren?

Für deine Notizen:

_____

_____

_____

_____

_____

_____

_____

_____

_____

_____

_____

Tag 6: Erhöhung der Lebensenergie

Morgenritual:

- Wasser mit Zitrone und frischer Minze
- 15 Minuten Meditation

Frühstück:

- Beeren-Smoothie mit Maca und Hanfsamen
- Kräutertee mit Löwenzahn

Mittagessen:

- Gebackener Kürbis mit Quinoa und Koriander
- Rote-Bete-Salat zur Blutreinigung

Abendessen:

- Leichte Gemüsesuppe mit Kokosmilch
- Fencheltee zur Verdauungsförderung

Detox-Ritual:

- Aromatherapie mit ätherischen Ölen
- Barfußlaufen zur Erdung

Für deine Notizen:

_____

_____

_____

_____

_____

_____

_____

_____

_____

_____

_____

_____

Tag 7: Integration und sanfte Rückkehr in den Alltag

Morgenritual:

- Ein Glas warmes Wasser mit Aloe Vera-Saft
- Dankbarkeitsmeditation

Frühstück:

- Grüner Smoothie mit Chlorella, Mango und Kokoswasser
- Handvoll Mandeln und Walnüsse

Mittagessen:

- Gedünstetes Gemüse mit Quinoa
- Zitronen-Tahini-Dressing

Abendessen:

- Gemüsecremesuppe mit Kurkuma
- Kräutertee zur Entspannung

Detox-Ritual:

- Reflexion: Wie hast du dich in dieser Woche verändert?
- Planung für nachhaltige Ernährung nach dem Detox

Fazit: Dein Körper als Tempel der Reinheit und Energie

Dieser 7-Tage-Detox-Plan ermöglicht eine sanfte, aber tiefgehende Reinigung von Körper und Geist. Durch bewusste Ernährung, tägliche Rituale und Achtsamkeit kannst du deine Energie anheben, emotionale Lasten loslassen und eine nachhaltige Gesundheit aufbauen.

Bist du bereit, Detox als ganzheitlichen Lebensstil zu integrieren? Dann starte jetzt und erlebe, wie viel Leichtigkeit, Klarheit und Vitalität in dir steckt!

Für deine Notizen:

_____

_____

_____

_____

_____

_____

Kapitel 14:
Bewegung, Atmung und Energiefluss aktivieren

Die Bedeutung von Bewegung, Atmung und Energiefluss für ganzheitliche

Gesundheit

Unser Körper ist ein hochkomplexes System aus physischen, mentalen und energetischen Prozessen. Während eine bewusste Ernährung und Detox-Maßnahmen helfen, den Körper zu reinigen, spielt auch Bewegung, Atmung und der gezielte Energiefluss eine essenzielle Rolle für unser Wohlbefinden. Bewegung hält unsere Muskeln, Organe und unser Lymphsystem aktiv, während gezielte Atemtechniken den Sauerstofftransport verbessern und den Körper mit frischer Energie versorgen. Energiearbeit wiederum hilft, Blockaden zu lösen und den natürlichen Fluss von Lebenskraft (Prana, Chi) wiederherzustellen.

In diesem Kapitel erfährst du, wie du durch sanfte Bewegung, bewusste Atmung und gezielte Energiearbeit dein gesamtes System aktivieren kannst. Du lernst verschiedene Techniken, die dich dabei unterstützen, deine Vitalität zu steigern, innere Blockaden zu lösen und deine Lebensenergie in Fluss zu bringen.

Bewegung als Schlüssel zur Entgiftung und Energieaktivierung

1.1 Warum Bewegung ein essenzieller Bestandteil des Detox-Prozesses ist

Bewegung ist weit mehr als nur ein Mittel zur Gewichtsregulation – sie ist ein wichtiger Faktor für eine effektive Entgiftung und den Energiefluss im Körper. Wenn wir uns bewegen:

- Aktivieren wir das Lymphsystem, das Giftstoffe aus dem Körper transportiert.
- Fördern wir die Durchblutung, was den Zellen hilft, sich zu regenerieren und Sauerstoff aufzunehmen.
- Reduzieren wir Stagnation und vermeiden energetische Blockaden.
- Unterstützen wir die Ausscheidung von Toxinen durch Schwitzen und vertiefte Atmung.

1.2 Die besten Bewegungsformen zur Aktivierung des Energieflusses

Nicht jede Bewegung hat die gleiche Wirkung auf den Energiefluss. Die besten Formen für Detox und Energieaktivierung sind:

1.2.1 Sanftes Yoga für Körper und Geist

- Yin-Yoga: Hilft, tiefe Verspannungen zu lösen und das Fasziengewebe zu dehnen.
- Hatha-Yoga: Fördert den harmonischen Energiefluss durch bewusste Körperhaltungen.
- Kundalini-Yoga: Aktiviert die Lebensenergie (Kundalini) durch dynamische Bewegungen und Atemtechniken.

1.2.2 Qigong und Tai Chi – Die sanfte Kraft der Lebensenergie

- Qigong-Übungen helfen, Blockaden zu lösen und die innere Balance zu stärken.
- Tai Chi verbindet fließende Bewegungen mit bewusster Atmung zur Harmonisierung des Energiekörpers.

1.2.3 Trampolinspringen – Das Lymphsystem aktivieren

- Fördert die Entgiftung durch Aktivierung des Lymphflusses.
- Stärkt das Bindegewebe und hilft, Wassereinlagerungen zu reduzieren.

1.2.4 Barfußlaufen und Naturverbindung

- Erdungstechniken wie Barfußlaufen helfen, überschüssige Energie abzugeben und das Nervensystem zu entspannen.
- Spazierengehen in der Natur fördert die Sauerstoffaufnahme und beruhigt das Nervensystem.

Die Kraft der Atmung – Prana als Lebensenergie nutzen

2.1 Warum die Atmung eine direkte Wirkung auf dein Energiefeld hat

Unsere Atmung ist die essenzielle Verbindung zwischen Körper, Geist und Seele. Durch bewusstes Atmen können wir:

- Toxine aus dem Körper ausleiten, da 70 % der Entgiftung über die Atmung erfolgt.
- Das Nervensystem beruhigen und den Parasympathikus aktivieren.
- Unsere Zellenergie erhöhen, indem wir die Sauerstoffversorgung verbessern.
- Emotionale Blockaden lösen, da bewusste Atmung gespeicherte Emotionen freisetzt.

2.2 Die besten Atemtechniken zur Aktivierung des Energieflusses

2.2.1 Bauchatmung (Zwerchfellatmung)

- Die tiefste und natürlichste Atemtechnik.
- Fördert die Sauerstoffaufnahme und beruhigt den Geist.
- Unterstützt die Massage innerer Organe und verbessert die Verdauung.

2.2.2 Wechselatmung (Nadi Shodhana)

- Reinigt die Energiebahnen (Nadis) und balanciert die Gehirnhälften aus.
- Unterstützt emotionale Klarheit und fördert Konzentration.
- Ideal zur Stressbewältigung und Harmonisierung des Nervensystems.

2.2.3 Feueratem (Kapalabhati)

- Aktiviert das Verdauungsfeuer und unterstützt die Entgiftung.
- Erhöht die Sauerstoffaufnahme und wirkt belebend.
- Stärkt die Bauchmuskulatur und den Stoffwechsel.

2.2.4 Holotropes Atmen – Tiefenreinigung des Energiesystems

- Intensive Atemtechnik zur Freisetzung emotionaler Blockaden.
- Fördert tiefgehende Selbstheilung und Bewusstseinserweiterung.
- Sollte unter Anleitung praktiziert werden.

Energiefluss aktivieren und Blockaden lösen

3.1 Wie Energieblockaden entstehen

Energieblockaden entstehen durch:

- Unterdrückte Emotionen und Traumata, die im Körper gespeichert werden.
- Chronischen Stress, der die natürliche Energiezirkulation stört.
- Mangelnde Bewegung, die zu Stagnation in den Energiezentren führt.
- Ungesunde Ernährung, die den Energiefluss träge macht.

3.2 Methoden zur Aktivierung des Energieflusses

3.2.1 Chakren-Heilung und Energiearbeit

- Wurzelchakra stärken durch Erdungsübungen und bewusstes Atmen.
- Herzchakra öffnen durch tiefe Brustatmung und liebevolle Affirmationen.
- Drittes Auge aktivieren durch Meditation und Visualisierung.

3.2.2 Räuchern und energetische Reinigung

- Weißer Salbei oder Palo Santo klären stagnierte Energien.

- Klangschalen oder Mantras helfen, die Frequenz des Energiekörpers zu erhöhen.

3.2.3 EFT (Emotional Freedom Techniques) – Klopftechnik für energetische Blockaden

- Durch sanftes Klopfen auf Meridianpunkte können alte Emotionen freigesetzt werden.
- Unterstützt die energetische Balance und fördert emotionale Heilung.

4. Praxis: Dein tägliches Energie- und Bewegungsritual

Morgens:

- 10 Minuten sanftes Yoga oder Qigong zur Energieaktivierung.
- 5 Minuten Atemübung (Wechselatmung oder Feueratem).
- Bewusstes Barfußlaufen für Erdung.

Tagsüber:

- Gezielte Bewegungspausen: 5-10 Minuten Stretching oder Atemübungen.
- Wasser trinken mit Zitrone oder Ingwer zur inneren Reinigung.
- Spaziergänge an der frischen Luft für Sauerstoffzufuhr.

Abends:

- 15 Minuten sanftes Dehnen oder Yin-Yoga zur Entspannung.
- 5 Minuten Bauchatmung zur Beruhigung des Nervensystems.
- Räuchern oder Klangmeditation zur energetischen Reinigung.

Fazit: Dein Körper als Kanal für Energie und Heilung

Bewegung, Atmung und Energiearbeit sind kraftvolle Werkzeuge, um deinen Körper, Geist und dein Energiefeld in Harmonie zu bringen. Indem du täglich bewusst Bewegung integrierst, deine Atmung vertiefst und Energiearbeit nutzt, kannst du Blockaden lösen, deine Vitalität steigern und dein gesamtes System in einen Zustand von Leichtigkeit und Klarheit bringen.

Bist du bereit, Bewegung, Atmung und Energiefluss als festen Bestandteil deines Detox-Prozesses zu etablieren? Dann starte heute und spüre die Veränderung in deinem gesamten Sein!

Kapitel 15: Warum Bewegung mehr ist als Sport - Energetische Reinigung durch Bewegung

Bewegung als ganzheitliche Reinigung für Körper und Geist

Bewegung wird oft nur als Mittel zur Verbesserung der körperlichen Fitness betrachtet – ein Weg, um Muskeln zu stärken, Kalorien zu verbrennen oder das Herz-Kreislauf-System zu unterstützen. Doch Bewegung ist weit mehr als das: Sie ist ein kraftvolles Werkzeug zur energetischen Reinigung, zur Auflösung von Blockaden und zur Förderung eines harmonischen Energieflusses im Körper.

Unser Körper speichert nicht nur physische Belastungen, sondern auch emotionale und mentale Spannungen. Stress, Ängste und alte Muster setzen sich im Muskel- und Bindegewebe fest, was oft zu Verspannungen, Schmerzen und Stagnation in unserem Energiesystem führt. Durch gezielte Bewegung können wir nicht nur unseren physischen Körper stärken, sondern auch emotionale Lasten loslassen, unser Energiefeld reinigen und unseren Geist befreien.

In diesem Kapitel erfährst du, warum Bewegung mehr ist als Sport und wie du sie gezielt als energetische Reinigung nutzen kannst. Wir betrachten verschiedene Bewegungsformen, die nicht nur die physische Gesundheit fördern, sondern auch emotionale und mentale Klarheit bringen.

1. Bewegung als Schlüssel zur energetischen Reinigung

1.1 Wie Emotionen im Körper gespeichert werden

Jede Erfahrung, die wir machen, wird nicht nur mental gespeichert, sondern hinterlässt auch Spuren in unserem Körper. Unverarbeitete Emotionen können sich in Form von:

- Verspannungen in den Muskeln (z. B. Schultern, Rücken, Nacken)
- Blockaden im Fasziengewebe
- Stauungen im Lymphsystem
- Eingeschränkter Atmung und flachem Atem
- Verdauungsproblemen und Magen-Darm-Beschwerden zeigen.

Bewegung hilft, diese gespeicherten Emotionen freizusetzen und den natürlichen Energiefluss im Körper wiederherzustellen.

1.2 Die Verbindung zwischen Bewegung und energetischem Gleichgewicht

Bewegung beeinflusst unser gesamtes Energiesystem:

- Öffnet blockierte Meridiane und sorgt für einen ausgeglichenen Energiefluss.
- Fördert die Durchblutung und bringt Sauerstoff in die Zellen.

- Unterstützt das Lymphsystem bei der Entgiftung.
- Aktiviert das Nervensystem und reduziert chronischen Stress.
- Bringt Körper, Geist und Seele in Balance.

2. Bewegungsformen zur energetischen Reinigung

Nicht jede Bewegung hat die gleiche Wirkung auf den Körper. Manche Sportarten erhöhen einfach nur die Herzfrequenz, während andere gezielt dabei helfen, energetische Blockaden zu lösen. Hier sind die besten Bewegungsformen für eine tiefe energetische Reinigung:

2.1 Yoga – Verbindung von Bewegung, Atmung und Energiefluss

Yoga ist eine der kraftvollsten Methoden, um den Körper zu reinigen, die Atmung zu vertiefen und das Energiesystem zu harmonisieren.

2.1.1 Yin-Yoga zur Lösung von tiefen Spannungen

- Dehnt das Fasziengewebe und löst emotionale Blockaden.
- Fördert eine tiefe Entspannung und einen harmonischen Energiefluss.
- Ideal zur Abendroutine, um gespeicherte Emotionen loszulassen.

2.1.2 Kundalini-Yoga zur Aktivierung der Lebensenergie

- Nutzt dynamische Bewegungen, Mantras und Atemtechniken, um die Kundalini-Energie zu erwecken.
- Reinigt das Nervensystem und stärkt das energetische Feld.
- Fördert mentale Klarheit und innere Transformation.

2.1.3 Hatha-Yoga für Balance und Stabilität

- Fördert die Flexibilität und stärkt den gesamten Körper.
- Unterstützt das Chakrensystem durch gezielte Asanas.
- Ideal für Anfänger und Menschen, die nach einer stabilen Basis suchen.

2.2 Qigong und Tai-Chi – Die Heilkunst der Energiebewegung

- Qigong nutzt sanfte, fließende Bewegungen, um blockierte Energie in den Meridianen zu lösen.
- Tai-Chi kombiniert bewusste Atmung mit langsamen Bewegungen, um den Geist zu klären und das Energiefeld zu harmonisieren.

Beide Methoden sind ideal für Menschen, die Stress abbauen, ihre Lebensenergie (Chi) aktivieren und eine tiefe innere Ruhe finden möchten.

2.3 Tanz und intuitive Bewegung – Die Sprache der Seele

Tanz ist eine der ursprünglichsten Formen der Bewegung und hat eine starke heilende Wirkung auf den Körper:

- Befreit gespeicherte Emotionen, besonders im Beckenbereich.
- Verbindet dich mit deiner intuitiven Körperwahrnehmung.
- Erhöht die Lebensfreude und hebt deine energetische Schwingung.

Freies Tanzen, wie beim „Ecstatic Dance", kann ein mächtiges Werkzeug sein, um emotionale Lasten loszulassen und sich wieder mit der eigenen Lebenskraft zu verbinden.

2.4 Trampolinspringen – Detox für das Lymphsystem

- Aktiviert das Lymphsystem und fördert den Abtransport von Giftstoffen.
- Unterstützt das Herz-Kreislauf-System und die Durchblutung.
- Fördert Freude und Leichtigkeit im Alltag.

Nur 5-10 Minuten tägliches Trampolinspringen haben eine immense Wirkung auf die körperliche und energetische Gesundheit.

2.5 Erdung durch Naturbewegung – Barfußlaufen und Wandern

- Barfußlaufen auf natürlichem Boden hilft, überschüssige Energie abzugeben und sich zu zentrieren.
- Wandern in der Natur verbessert die Sauerstoffversorgung und stärkt die Lungen.
- Wasserbewegung (Schwimmen in Seen oder im Meer) klärt das Energiefeld und fördert emotionale Reinigung.

3. Praxis: Dein tägliches Bewegungsritual zur energetischen Reinigung

Eine bewusste Bewegungsroutine kann helfen, die körperliche und energetische Balance zu erhalten. Hier ein Vorschlag für eine tägliche Praxis:

Morgens:

- 10 Minuten sanfte Dehnübungen oder Yin-Yoga.
- 5 Minuten tiefe Atemübungen zur Aktivierung des Körpers.
- Barfußlaufen oder bewusste Gehmeditation.

Tagsüber:

- Bewegungspausen: 5-10 Minuten Stretching oder Qigong.
- Ein kurzer Spaziergang in der Natur für mehr Energie.
- Freies Tanzen, um Emotionen zu lösen und Lebensfreude zu aktivieren.

Abends:

- Sanftes Hatha-Yoga oder Tai-Chi zur Beruhigung des Nervensystems.
- Tiefes Atmen und Meditation für energetische Reinigung.
- Räuchern mit Salbei oder Palo Santo zur Klärung des Energiefeldes.

Fazit: Bewegung als Weg zur inneren Reinigung und Heilung

Bewegung ist nicht nur körperliches Training – sie ist eine tiefgehende Methode zur energetischen Reinigung und Heilung. Durch bewusste Bewegung können wir nicht nur unsere physische Gesundheit stärken, sondern auch emotionale und energetische Blockaden lösen.

Indem du Bewegung in dein tägliches Leben integrierst, öffnest du dein Energiefeld für Heilung, Klarheit und Transformation. Nutze diese Erkenntnisse, um deinen Körper als ein kraftvolles Werkzeug der Selbstheilung zu verstehen – denn Bewegung ist weit mehr als Sport, sie ist ein Ausdruck deiner Lebensenergie.

Für deine Notizen:

_____

_____

_____

_____

Kapitel 16:
Atemtechniken zur Zell-Entgiftung (inkl. Anleitungen)

Die Kraft der bewussten Atmung für Reinigung und Heilung

Unsere Atmung ist die unmittelbarste und effektivste Möglichkeit, unseren Körper zu entgiften. Rund 70 % der Ausscheidung von Giftstoffen erfolgt über die Atmung, doch viele Menschen nutzen ihr Atempotenzial nur unzureichend. Flache Atmung, Stress und eine geringe Sauerstoffversorgung verhindern, dass unser Körper optimal regenerieren kann. Bewusste Atemtechniken helfen dabei, den Stoffwechsel anzukurbeln, Giftstoffe auszuscheiden und die Zellen mit frischem Sauerstoff zu versorgen.

In diesem Kapitel erfährst du, warum tiefes und gezieltes Atmen essenziell für den Detox-Prozess ist und wie du durch einfache, aber wirkungsvolle Techniken deinen Körper von innen heraus reinigen kannst. Du erhältst konkrete Anleitungen, um die Techniken sofort in deinen Alltag zu integrieren.

1. Warum Atmung der Schlüssel zur Zell-Entgiftung ist

1.1 Die Verbindung zwischen Atmung und Entgiftung

Unsere Zellen benötigen Sauerstoff, um Energie zu produzieren und Giftstoffe abzubauen. Ohne ausreichende Sauerstoffzufuhr können sich folgende Probleme entwickeln:

- Toxine werden nicht effektiv ausgeschieden, da die Zellen nicht optimal arbeiten können.
- Der pH-Wert des Körpers verschiebt sich in Richtung Übersäuerung, was Entzündungen begünstigt.
- Das Nervensystem bleibt in einem angespannten Zustand, was die Selbstheilung des Körpers blockiert.
- Lymphflüssigkeit kann stagnieren, sodass Abfallstoffe nicht richtig abtransportiert werden.

1.2 Die Rolle der Atemmuskulatur für den Detox-Prozess

Viele Menschen atmen zu flach, was bedeutet, dass sie nicht die volle Kapazität ihrer Lunge nutzen. Dies führt dazu, dass:

- Kohlendioxid und andere Giftstoffe nicht effizient abgeatmet werden.
- Der Körper weniger Sauerstoff in die Blutbahn aufnehmen kann.
- Organe wie Leber und Nieren stärker belastet werden, weil sie zusätzliche Entgiftungsarbeit leisten müssen.

Durch gezielte Atemtechniken kann die Lunge effizienter arbeiten und der gesamte Körper profitiert von einer besseren Sauerstoffversorgung.

2. Atemtechniken zur Zell-Entgiftung – Anleitungen für die Praxis

2.1 Bauchatmung (Zwerchfellatmung)

Die Bauchatmung ist eine der grundlegendsten Atemtechniken, die sofort Stress reduziert und die Entgiftung über die Lunge verbessert.

So funktioniert die Bauchatmung:

1. Setze dich bequem hin oder lege dich auf den Rücken.
2. Lege eine Hand auf deinen Bauch und die andere auf deine Brust.
3. Atme tief durch die Nase ein und spüre, wie sich dein Bauch hebt.
4. Atme langsam durch den Mund oder die Nase aus, sodass sich der Bauch wieder senkt.
5. Wiederhole dies für 5-10 Minuten täglich, besonders morgens nach dem Aufstehen oder vor dem Schlafengehen.

Wirkung:

- Fördert die Sauerstoffaufnahme und entlastet das Herz.
- Reduziert Stresshormone und aktiviert das parasympathische Nervensystem.
- Unterstützt die Verdauung, indem der Vagusnerv stimuliert wird.

2.2 Kapalabhati (Feueratem)

Diese yogische Atemtechnik wirkt stark reinigend und aktiviert den gesamten Stoffwechsel.

So funktioniert der Feueratem:

1. Setze dich mit geradem Rücken in eine bequeme Position.
2. Atme tief durch die Nase ein und ziehe dann den Bauchnabel nach innen.
3. Atme schnell und kräftig durch die Nase aus, während du den Bauch aktiv nach innen drückst.
4. Die Einatmung geschieht passiv, während die Ausatmung aktiv und kraftvoll erfolgt.
5. Beginne mit 30 schnellen Atemstößen, mache dann eine Pause und wiederhole es zwei bis drei Mal.

Wirkung:

- Reinigt die Atemwege und verbessert die Sauerstoffaufnahme.
- Aktiviert das Verdauungsfeuer (Agni) und unterstützt die Darmgesundheit.
- Fördert die Ausscheidung von Kohlendioxid und Giftstoffen.
- Erhöht die Energie und mentale Klarheit.

2.3 Wechselatmung (Nadi Shodhana)

Diese Atemtechnik balanciert die Energiekanäle des Körpers aus und fördert mentale Klarheit.

So funktioniert die Wechselatmung:

1. Setze dich in eine aufrechte Position und schließe die Augen.
2. Halte mit dem rechten Daumen dein rechtes Nasenloch zu und atme durch das linke Nasenloch ein.
3. Schließe nun mit dem Ringfinger das linke Nasenloch und öffne das rechte, um auszuatmen.
4. Atme durch das rechte Nasenloch ein, schließe es dann und öffne das linke, um auszuatmen.
5. Wiederhole den Vorgang für 5-10 Minuten.

Wirkung:

- Reinigt die feinstofflichen Energiekanäle (Nadis).
- Senkt den Blutdruck und beruhigt das Nervensystem.
- Fördert mentale Klarheit und Konzentration.

2.4 Holotropes Atmen – Tiefenreinigung der Zellen

Diese intensive Atemtechnik ermöglicht eine tiefe Zellreinigung und emotionale Befreiung.

So funktioniert das holotrope Atmen:

1. Lege dich in eine entspannte Position.
2. Atme tief und schnell durch den Mund ein und aus.
3. Lasse den Atem ohne Pause in einem kontinuierlichen Fluss strömen.
4. Führe dies für 10-20 Minuten aus (am besten mit Anleitung oder Musikbegleitung).

Wirkung:

- Fördert die Ausscheidung von gespeicherten Toxinen auf Zellebene.
- Löst emotionale Blockaden und alte Muster.
- Unterstützt tiefe Bewusstseinsprozesse und spirituelle Erkenntnisse.

Für deine Notizen:

_____

_____

_____

3. Atem-Detox-Routine für deinen Alltag

Um Atemtechniken gezielt für die Entgiftung zu nutzen, kannst du folgende Routine in deinen Tag integrieren:

Morgens – Aktivierung und Reinigung

- 5 Minuten Bauchatmung zur Aktivierung des Stoffwechsels.
- 3 Minuten Feueratem zur inneren Reinigung.

Mittags – Stressabbau und Sauerstoffaufnahme

- 5 Minuten Wechselatmung zur Harmonisierung von Körper und Geist.
- Spaziergang an der frischen Luft für natürliche Sauerstoffaufnahme.

Abends – Beruhigung und Regeneration

- 10 Minuten tiefe Bauchatmung zur Entspannung.
- 5 Minuten holotropes Atmen für emotionale Befreiung (bei Bedarf).

Fazit: Atemtechniken als mächtiges Werkzeug für deine Detox-Reise

Atemtechniken sind eine der einfachsten und kraftvollsten Methoden, um den Körper zu entgiften und das Energiefeld zu klären. Durch bewusstes Atmen kannst du nicht nur Sauerstoff effizienter nutzen, sondern auch emotionale Lasten loslassen und deine Vitalität steigern. Nutze die Kraft deiner Atmung als tägliches Detox-Tool und erlebe, wie dein Körper, Geist und deine Seele in einen harmonischen Fluss kommen.

Bist du bereit, die heilende Kraft der Atmung für dich zu entdecken? Dann beginne noch heute mit einer der Techniken und beobachte die positiven Veränderungen in deinem Leben!

Für deine Notizen:

_____

_____

_____

_____

_____

Kapitel 17:
Die Kraft des Wassers: Reinigende Bäder und Rituale

Wasser als heiliges Element der Reinigung und Transformation

Wasser ist eines der kraftvollsten Elemente auf der Erde – es reinigt, heilt, erneuert und trägt Emotionen sowie Energien. Seit Jahrtausenden wird Wasser in rituellen und spirituellen Traditionen als heiliges Medium der Reinigung und Transformation verehrt. Ob als morgendliche Dusche zur Erfrischung, als tiefgehendes Detox-Bad oder als spirituelles Reinigungsritual – Wasser kann unseren Körper, Geist und unsere Seele von Altlasten befreien und uns mit neuer Lebensenergie versorgen.

In diesem Kapitel erfährst du, wie du die Kraft des Wassers für eine ganzheitliche Detox-Erfahrung nutzen kannst. Du lernst, welche reinigenden Bäder dich unterstützen, welche Wasser-Rituale du in deinen Alltag integrieren kannst und wie du Wasser als Medium für emotionale und energetische Reinigung verwendest.

1. Warum Wasser essentiell für den Detox-Prozess ist

1.1 Wasser als natürlicher Entgifter

Unser Körper besteht zu etwa 60-70 % aus Wasser, und ohne eine ausreichende Wasserzufuhr können wichtige Entgiftungsprozesse nicht stattfinden. Wasser hilft:

- Giftstoffe aus den Zellen zu transportieren, indem es die Lymphe und den Stoffwechsel aktiviert.
- Die Nieren zu unterstützen, die Schadstoffe über den Urin ausscheiden.
- Den Darm zu reinigen, indem es Verstopfung und Ablagerungen löst.
- Die Haut als Entgiftungsorgan zu aktivieren, indem es über das Schwitzen Giftstoffe ausscheidet.

1.2 Die Verbindung zwischen Wasser und Emotionen

Wasser speichert Schwingungen und Emotionen. Wissenschaftliche Experimente, wie die von Dr. Masaru Emoto, haben gezeigt, dass Wasser auf Gedanken, Worte und Gefühle reagiert. Deshalb können wir durch bewussten Umgang mit Wasser nicht nur unseren Körper, sondern auch unsere emotionale und energetische Gesundheit beeinflussen.

Wasser kann helfen:

- Emotionale Lasten zu lösen, indem man sie bewusst „wegspült".
- Stress und Angstzustände zu reduzieren, da es beruhigend auf das Nervensystem wirkt.
- Unser Energiefeld zu klären und Blockaden zu lösen.

2. Reinigende Detox-Bäder für Körper und Geist

Ein Detox-Bad ist eine der einfachsten und effektivsten Methoden, um tiefgehende Reinigung auf körperlicher, emotionaler und energetischer Ebene zu erfahren. Die richtige Mischung aus Wasser, Salzen, Kräutern und ätherischen Ölen kann die Entgiftung über die Haut aktivieren, Stress abbauen und das gesamte Energiesystem harmonisieren.

2.1 Basisches Detox-Bad – Neutralisierung von Säuren und Giften

Ein basisches Bad hilft, den Säure-Basen-Haushalt zu regulieren und eingelagerte Schadstoffe über die Haut auszuleiten.

Anleitung für ein basisches Detox-Bad:

- Zutaten: 3 EL Natron oder Basenpulver, 1 TL Himalaya-Kristallsalz
- Anwendung: In warmem Wasser (ca. 37°C) auflösen und 30–45 Minuten darin baden.
- Wirkung:
    - Neutralisiert Säuren im Körper.
    - Fördert die Durchblutung und den Lymphfluss.
    - Unterstützt die Regeneration der Haut.

2.2 Salzbad zur energetischen Reinigung

Ein Salzbad wirkt nicht nur entgiftend, sondern hilft auch, energetische Belastungen zu klären.

Anleitung für ein Salzbad:

- Zutaten: 500 g Meersalz oder Himalaya-Kristallsalz
- Anwendung: Salz im Badewasser auflösen und 20–30 Minuten darin entspannen.
- Wirkung:
    - Zieht Giftstoffe und negative Energien aus dem Körper.
    - Klärt das Energiefeld und löst emotionale Blockaden.
    - Hinterlässt ein Gefühl von Leichtigkeit und Klarheit.

Für deine Notizen:

_____

_____

_____

_____

_____

2.3 Kräuterbad für tiefe Entspannung und Heilung

Kräuterbäder wirken auf Körper, Geist und Seele heilend. Je nach verwendeten Kräutern können sie beruhigend, anregend oder reinigend wirken.

Anleitung für ein Kräuterbad:

- Zutaten: Lavendel (beruhigend), Rosmarin (anregend), Salbei (reinigend)
- Anwendung: Kräuter in heißem Wasser ziehen lassen, absieben und ins Badewasser geben.
- Wirkung:
  - Lavendel entspannt das Nervensystem.
  - Rosmarin fördert die Durchblutung.
  - Salbei reinigt die Aura und stärkt die Abwehrkräfte.

3. Energetische Wasser-Rituale für innere Reinigung

Wasser ist nicht nur für den Körper heilsam, sondern auch für die Seele. Rituale mit Wasser können helfen, emotionale und mentale Blockaden zu lösen.

3.1 Morgendliches Wasser-Ritual zur energetischen Reinigung

- Trinke morgens nach dem Aufstehen ein Glas warmes Zitronenwasser, um den Körper zu reinigen und den Stoffwechsel zu aktivieren.
- Während du das Wasser trinkst, sprich eine positive Intention oder ein Dankbarkeitsgebet.
- Stell dir vor, wie das Wasser deinen Körper klärt und neue Energie bringt.

3.2 Dusch-Ritual zum Loslassen negativer Energien

- Stelle dir unter der Dusche vor, dass alles Schwere und Belastende mit dem Wasser von dir abgewaschen wird.
- Visualisiere, wie sich dein Energiefeld klärt und du gereinigt wirst.
- Optional: Verwende ätherische Öle (z. B. Eukalyptus für Reinigung oder Lavendel für Entspannung).

3.3 Vollmond-Wasser-Ritual für emotionale Heilung

- Stelle eine Schale mit Wasser unter das Licht des Vollmonds, um es mit reinigender Energie aufzuladen.
- Trinke es am nächsten Morgen bewusst oder nutze es für ein Reinigungsbad.
- Dieses Ritual hilft, alte Emotionen loszulassen und neue Klarheit zu gewinnen.

4. Heilendes Wasser von innen: Detox-Getränke für Reinigung und Vitalität

Nicht nur äußerlich, sondern auch innerlich kann Wasser zur Reinigung beitragen. Hier sind einige einfache, aber wirkungsvolle Detox-Getränke:

4.1 Zitronen-Ingwer-Wasser

- Wirkt stark entgiftend und stoffwechselanregend.
- Unterstützt die Verdauung und hilft, Säuren im Körper zu neutralisieren.

4.2 Chlorophyll-Wasser

- Liefert Sauerstoff für die Zellen und wirkt basisch.
- Unterstützt die Blutreinigung und verbessert die Energieproduktion.

4.3 Minze-Gurken-Wasser

- Fördert die Lymphreinigung und wirkt erfrischend.
- Unterstützt den Abtransport von Giftstoffen über die Nieren.

Fazit: Die Heilkraft des Wassers bewusst nutzen

Wasser ist weit mehr als nur ein lebensnotwendiges Element – es ist ein kraftvolles Medium zur Reinigung, Transformation und Heilung. Durch bewusste Rituale, reinigende Bäder und Detox-Getränke kannst du Wasser in deinen Alltag integrieren, um Körper, Geist und Seele zu klären.

Bist du bereit, die Heilkraft des Wassers für dich zu entdecken? Dann wähle ein Ritual oder ein Detox-Bad und erlebe, wie sich deine Energie und dein Wohlbefinden positiv verändern!

Für deine Notizen:

_____

_____

_____

_____

_____

_____

_____

Kapitel 18:
Dein Zuhause als Detox-Oase

Dein Zuhause als Ort der Reinigung und Erneuerung

Unser Zuhause ist mehr als nur ein Ort zum Wohnen – es ist unser persönlicher Rückzugsort, an dem wir uns entspannen, regenerieren und neue Energie schöpfen. Doch oft sammeln sich in unseren Wohnräumen nicht nur physische, sondern auch energetische Belastungen an. Alte Möbel, Schadstoffe in der Luft, Elektrosmog und Unordnung können sich negativ auf unser Wohlbefinden auswirken.

Ein bewusst gestaltetes Zuhause kann dagegen als eine Detox-Oase dienen, in der Körper, Geist und Seele zur Ruhe kommen und neue Kraft tanken. In diesem Kapitel erfährst du, wie du deine Umgebung so gestalten kannst, dass sie dich in deinem Detox-Prozess unterstützt und dein Wohlbefinden steigert.

1. Detox für dein Zuhause: Warum eine saubere Umgebung so wichtig ist

1.1 Die Verbindung zwischen Raumenergie und innerem Wohlbefinden

Unsere Umgebung hat einen direkten Einfluss auf unser mentales und emotionales Wohlbefinden. Eine unaufgeräumte, überladene oder belastete Wohnumgebung kann sich in Stress, Müdigkeit oder mangelnder Klarheit widerspiegeln.

Ein detoxifiziertes Zuhause:

- Fördert inneren Frieden und mentale Klarheit.
- Unterstützt die Entgiftung des Körpers durch frische Luft und schadstofffreie Materialien.
- Reduziert Stress und verbessert die Schlafqualität.
- Hilft, emotionale Blockaden zu lösen und neue Energie zu schöpfen.

1.2 Schadstoffe in Innenräumen: Unsichtbare Belastungen

Viele moderne Wohnräume sind mit Schadstoffen belastet, die unbewusst unser Wohlbefinden beeinflussen können. Dazu gehören:

- Chemikalien aus Möbeln, Teppichen und Farben: Lösungsmittel, Weichmacher und Formaldehyd können die Luftqualität verschlechtern.
- Elektrosmog durch WLAN, Handys und elektronische Geräte: Kann zu Schlafstörungen, Kopfschmerzen und innerer Unruhe führen.
- Schimmel und Feuchtigkeit: Belastet die Atemwege und schwächt das Immunsystem.
- Staub und Allergene: Können zu Atemwegsproblemen und Energielosigkeit beitragen.

Detox für dein Zuhause: Reinigung auf allen Ebenen

2.1 Physische Reinigung: Ordnung, Minimalismus und frische Luft

2.1.1 Entrümpeln als Detox für den Geist

Unordnung kann mentalen Stress erzeugen, während ein aufgeräumtes Umfeld für Klarheit und Leichtigkeit sorgt.

- Starte mit einer Schublade oder einem Raum und entscheide bewusst, was du wirklich brauchst.
- Verwende die „KonMari-Methode": Behalte nur Dinge, die Freude bereiten oder eine klare Funktion haben.
- Reduziere Plastik in deinem Haushalt und ersetze es durch nachhaltige Materialien.

2.1.2 Natürliche Reinigung mit DIY-Putzmitteln

Viele herkömmliche Reinigungsmittel enthalten schädliche Chemikalien. Nutze stattdessen natürliche Alternativen:

- Essig und Natron als Allzweckreiniger.
- Zitronensäure zur Kalkentfernung.
- Ätherische Öle wie Lavendel und Teebaum für antibakterielle Wirkung.

2.1.3 Luftqualität verbessern: Schadstoffe minimieren

- Lüfte regelmäßig (mindestens 3x täglich für 5–10 Minuten).
- Nutze Zimmerpflanzen wie Aloe Vera, Bogenhanf und Efeu zur Luftreinigung.
- Vermeide Duftsprays und künstliche Raumdüfte – setze stattdessen auf natürliche Aromen.

2.2 Energetische Reinigung: Dein Zuhause von negativen Energien befreien

Neben der physischen Reinigung ist auch die energetische Reinigung wichtig, um alte oder belastende Schwingungen aus deinem Zuhause zu entfernen.

2.2.1 Räucherrituale mit Salbei, Palo Santo oder Weihrauch

- Weißer Salbei klärt stagnierte Energien und entfernt alte Schwingungen.
- Palo Santo bringt Schutz und positive Energie.
- Weihrauch stärkt die spirituelle Verbindung und wirkt erhebend.

So funktioniert es:

1. Öffne alle Fenster, um frische Luft hereinzulassen.
2. Zünde die Räucherware an und lasse den Rauch durch alle Räume ziehen.
3. Stelle dir vor, wie alte Energien weichen und neue, frische Energie einströmt.
4. Bedanke dich für die Reinigung und schließe das Ritual mit positiven Gedanken ab.

2.2.2 Klangreinigung mit Klangschalen oder Mantras

- Klangschwingungen lösen festgesetzte Energien und bringen Balance in den Raum.
- Spiele eine Tibetische Klangschale in jeder Ecke des Zimmers, um die Energie zu harmonisieren.
- Alternativ kannst du heilende Mantras oder Frequenzmusik (z. B. 432 Hz) abspielen.

2.2.3 Wasser als energetisches Reinigungsmittel

- Sprühe eine Mischung aus Wasser, ätherischen Ölen und Himalayasalz in den Räumen.
- Ein Glas Wasser mit Meersalz in einer Ecke eines Raumes kann alte Energien absorbieren.

3. Dein Zuhause als Detox-Oase gestalten

3.1 Schlafzimmer: Ein heiliger Ort für Regeneration

Das Schlafzimmer ist der wichtigste Raum für körperliche und mentale Regeneration.

- Bettwäsche aus Naturmaterialien wie Bio-Baumwolle oder Leinen verwenden.
- Handys und WLAN nachts ausschalten, um Elektrosmog zu reduzieren.
- Salzlampe oder ätherische Öle für eine beruhigende Atmosphäre nutzen.

3.2 Küche: Saubere Ernährung beginnt mit einem sauberen Umfeld

- Plastikgeschirr durch Glas oder Edelstahl ersetzen.
- Frische Kräuter in der Küche aufstellen, um die Luft zu reinigen und frische Energie zu bringen.
- Bio-Lebensmittel bevorzugen, um Pestizidbelastungen zu reduzieren.

Kristallsalz und reine ätherische Öle erhältst du im Lebensfreudeverlag:

www.lebensfreudeverlag.de

3.3 Badezimmer: Detox-Rituale für Körper und Seele

- Wasserfilter für die Dusche, um Chlor und Schadstoffe zu entfernen.
- Natürliche Körperpflegeprodukte ohne Parabene, Silikone und Mikroplastik verwenden.
- Bäder mit Salz, Kräutern oder ätherischen Ölen zur Entgiftung nutzen.

4. Dein tägliches Detox-Ritual für dein Zuhause

Morgenroutine:

- Lüfte alle Räume und öffne die Fenster.
- Trinke ein Glas Zitronenwasser für innere Reinigung.
- Nutze ätherische Öle oder Räuchern für frische Energie.

Abendroutine:

- Räume deinen Schlafbereich auf, um Klarheit zu schaffen.
- Spiele beruhigende Musik oder Frequenzen zur Harmonisierung.
- Schalte alle elektronischen Geräte 30 Minuten vor dem Schlafengehen aus.

Fazit: Dein Zuhause als Kraftquelle für Detox und Wohlbefinden

Ein detoxifiziertes Zuhause kann zu einer tiefen inneren Ruhe und mehr Lebensenergie führen. Durch bewusste Reinigung, achtsame Gestaltung und energetische Klärung kannst du eine Umgebung schaffen, die dich stärkt und inspiriert.

Bist du bereit, dein Zuhause in eine Detox-Oase zu verwandeln? Beginne mit kleinen Veränderungen und erlebe, wie dein Raum dich in deinem ganzheitlichen Wohlbefinden unterstützt!

Für deine Notizen:

_____

_____

_____

_____

_____

_____

_____

Kapitel 19:
Wie dein Umfeld deine Energie beeinflusst

Die unsichtbare Kraft deines Umfelds

Unser Umfeld ist weit mehr als nur der physische Raum, in dem wir leben. Es beeinflusst unsere Emotionen, unsere Gedanken und sogar unsere körperliche Gesundheit. Die Orte, an denen wir uns aufhalten, die Menschen, mit denen wir interagieren, und die Energie, die uns umgibt, können entweder unsere Vitalität steigern oder uns unbewusst auslaugen.

Ein bewusst gestaltetes Umfeld kann unsere Lebensenergie positiv beeinflussen, während eine unharmonische Umgebung uns stressen, energetisch blockieren oder sogar krank machen kann. In diesem Kapitel erfährst du, wie du dein Umfeld gezielt harmonisieren kannst, um mehr Energie, Klarheit und Wohlbefinden in dein Leben zu bringen.

1. Die Verbindung zwischen Umwelt und Energie

1.1 Warum deine Umgebung deine Stimmung und Energie beeinflusst

Jeder kennt das Gefühl, in einen Raum zu kommen und sich sofort wohl oder unwohl zu fühlen. Unsere Umgebung wirkt direkt auf unser Nervensystem, unser Unterbewusstsein und sogar auf unsere Körperchemie. Studien zeigen, dass äußere Faktoren wie Ordnung, Farben, Geräusche und Licht eine tiefgreifende Wirkung auf unser emotionales und körperliches Wohlbefinden haben.

Ein harmonisches Umfeld:

*   Fördert mentale Klarheit und reduziert Stress.
*   Unterstützt eine positive innere Haltung.
*   Stärkt das Immunsystem durch eine gesunde Raumenergie.
*   Hilft, emotionale Blockaden und Erschöpfung zu vermeiden.

1.2 Die Wissenschaft der Frequenzen und Schwingungen

Alles im Universum besteht aus Schwingung – von unseren Gedanken bis zu den Objekten um uns herum. Wissenschaftler haben gezeigt, dass verschiedene Frequenzen unterschiedliche Auswirkungen auf den menschlichen Körper haben:

*   Hohe Frequenzen (z. B. Naturklänge, Mantras, Meditationen) fördern Heilung, Kreativität und geistige Klarheit.
*   Niedrige Frequenzen (z. B. elektromagnetische Strahlung, negative Emotionen, Lärm) können Stress, Müdigkeit und energetische Blockaden verursachen.

Indem wir unser Umfeld mit positiven Schwingungen aufladen, können wir aktiv unser Energieniveau erhöhen.

2. Menschen und soziale Energie: Welche Einflüsse dich stärken oder schwächen

2.1 Die Macht der sozialen Umgebung

Die Menschen, mit denen wir uns umgeben, haben eine direkte Auswirkung auf unser Energiefeld. Emotionen und Gedanken sind ansteckend – und genau deshalb kann unser Umfeld uns entweder aufbauen oder auslaugen.

- Energiegeber: Menschen, die inspirieren, motivieren und Positivität ausstrahlen.
- Energieräuber: Personen, die ständig negativ sind, jammern oder Stress verbreiten.

2.2 Schutz vor negativen Energien

Nicht immer können wir unser Umfeld frei wählen, aber es gibt Möglichkeiten, sich vor negativen Energien zu schützen:

- Bewusste Abgrenzung: Lerne, „Nein" zu sagen und deine Zeit mit positiven Menschen zu verbringen.
- Energetische Reinigung: Nach Begegnungen mit negativen Menschen kann eine kurze Meditation oder eine Räucherung helfen.
- Visualisierung: Stell dir eine energetische Schutzblase um dich vor, die negative Einflüsse abhält.

3. Der Einfluss von Räumen: Die Energie deines Wohn- und Arbeitsumfelds optimieren

3.1 Wie Raumgestaltung dein Wohlbefinden beeinflusst

Die Gestaltung unserer Räume kann einen enormen Einfluss auf unser emotionales Gleichgewicht haben. Hier sind einige einfache Maßnahmen, um positive Energie in deinen Wohn- oder Arbeitsraum zu bringen:

- **Farben bewusst wählen:**
  - Blau und Grün beruhigen und fördern geistige Klarheit.
  - Gelb und Orange bringen Energie und Kreativität.
  - Weiß und Erdtöne erzeugen Harmonie und Reinheit.

- **Natürliches Licht maximieren:**
  - Tageslicht verbessert die Stimmung und den Biorhythmus.
  - Indirekte, warme Beleuchtung schafft eine entspannte Atmosphäre.

- **Raumluft verbessern:**
  - Pflanzen wie Aloe Vera oder Efeu reinigen die Luft.
  - Regelmäßiges Lüften hilft, stagnierte Energie zu entfernen.

3.2 Detox für deine Wohnräume: Mehr Klarheit durch Minimalismus

Weniger ist oft mehr! Ein aufgeräumtes Zuhause sorgt für geistige Leichtigkeit. Dinge, die du nicht mehr brauchst, belasten deine Energie.

- Trenne dich von kaputten, nicht genutzten oder negativen Erinnerungsstücken.
- Schaffe freie Flächen, die frische Energie fließen lassen.
- Organisiere deine Räume so, dass sie Ruhe und Inspiration ausstrahlen.

3.3 Elektrosmog minimieren: Unsichtbare Belastungen reduzieren

Elektronische Geräte senden elektromagnetische Wellen aus, die unser Nervensystem beeinflussen können. Hier einige Tipps zur Reduzierung:

- WLAN nachts ausschalten oder auf kabelgebundene Verbindungen umsteigen.
- Handys nicht direkt neben dem Bett platzieren.
- EMF-Schutzmatten oder Erdungsmatten nutzen.

4. Energetische Reinigung für dein Umfeld

Neben physischer Ordnung kann auch eine **energetische Reinigung** helfen, alte oder belastende Schwingungen loszuwerden.

4.1 Räuchern mit Salbei oder Palo Santo

- Entfernt stagnierte oder negative Energie aus Räumen.
- Hilft, emotionale und mentale Klarheit zu fördern.
- Anwendung: In jeder Ecke des Raumes räuchern und anschließend gut lüften.

4.2 Klangreinigung mit Klangschalen oder Musik

- Klangfrequenzen helfen, Schwingungen in Räumen anzuheben.
- Spielen von Mantras oder heilender Musik kann die Energie im Haus transformieren.

4.3 Wasser- und Salzbäder für energetische Klärung

- Ein Glas Wasser mit Meersalz in einer Raumecke hilft, negative Energien zu absorbieren.
- Regelmäßige Salzbäder für dich selbst helfen, aufgenommene Energien loszulassen.

5. Dein persönliches Energiefeld schützen und stärken

Neben der Reinigung deines Umfelds ist es auch wichtig, dein eigenes Energiefeld zu pflegen und zu stärken.

5.1 Morgenritual für einen kraftvollen Start

- Bewusste Atemübungen zur Aktivierung des Körpers.
- Visualisiere eine Lichtkugel um dich, die dich den ganzen Tag schützt.
- Trinke warmes Zitronenwasser zur inneren Reinigung.

5.2 Abendritual zur Entladung von Fremdenergien

- Sanfte Yoga- oder Dehnübungen zur Entspannung.
- Dankbarkeitsjournal, um Positives bewusst wahrzunehmen.
- Räucherung oder Klangmeditation zur Klärung deines Energiefelds.

Fazit: Dein Umfeld bewusst gestalten für mehr Energie und Harmonie

Dein Umfeld hat eine immense Wirkung auf dein Wohlbefinden, deine Energie und deine Lebensqualität. Indem du deine Räume bewusst gestaltest, dich von negativen Einflüssen schützt und deine Umgebung regelmäßig energetisch klärst, kannst du einen kraftvollen Raum für persönliches Wachstum und Heilung schaffen.

Bist du bereit, dein Umfeld aktiv zu gestalten? Beginne mit kleinen Veränderungen und spüre, wie sich deine Energie positiv verändert!

Für deine Notizen:

_____

_____

_____

_____

_____

_____

_____

_____

_____

Kapitel 20:
Entrümpeln als spirituelles Ritual: Loslassen auf allen Ebenen

Warum Entrümpeln mehr ist als nur Aufräumen

Entrümpeln ist weit mehr als nur eine physische Handlung – es ist ein tiefgreifendes Ritual des Loslassens auf allen Ebenen. Unser physischer Besitz ist oft eng mit unseren Emotionen, Erinnerungen und sogar unseren unbewussten Ängsten verknüpft. Wenn wir unser Zuhause von überflüssigem Ballast befreien, schaffen wir gleichzeitig Raum für neue Möglichkeiten, mehr Klarheit und eine frische, positive Energie.

Viele spirituelle und energetische Lehren betonen, dass Unordnung nicht nur unsere Umgebung, sondern auch unseren Geist und unsere Seele belastet. In diesem Kapitel erfährst du, wie du das Entrümpeln zu einem bewussten, spirituellen Ritual machen kannst, das dich auf allen Ebenen transformiert und dein Zuhause sowie dein inneres Selbst harmonisiert.

1. Die energetische Bedeutung des Loslassens

1.1 Warum sich angesammelter Besitz auf unsere Energie auswirkt

Jeder Gegenstand in unserem Zuhause trägt eine bestimmte Schwingung und Energie in sich. Dinge, die wir nicht mehr benötigen, die mit negativen Erinnerungen behaftet sind oder die uns belasten, können stagnierende Energien erzeugen und unser Wohlbefinden beeinträchtigen.

Typische Auswirkungen von Unordnung auf dein Energiefeld:

- Mentale Überlastung: Zu viele Gegenstände können das Gehirn überfordern und Stress erzeugen.
- Emotionale Schwere: Alte Erinnerungen, die an Gegenständen haften, können unbewusst negative Emotionen hervorrufen.
- Blockierter Energiefluss: Ein überfüllter Raum kann dazu führen, dass stagnierte Energie entsteht, die unsere Kreativität und Motivation dämpft.

1.2 Die spirituelle Bedeutung des Loslassens

In vielen spirituellen Traditionen wird das Prinzip des „Loslassens" als essenziell für Wachstum und Transformation angesehen. Wenn wir uns bewusst von Dingen trennen, die nicht mehr zu uns passen, machen wir Platz für neue Energien und frische Möglichkeiten in unserem Leben.

Loslassen bedeutet:

- Emotionale Altlasten aufzulösen
- Den Geist von unnötigem Ballast zu befreien

- Platz für neue Erfahrungen und Gelegenheiten zu schaffen

2. Der Entrümpelungsprozess als spirituelles Ritual

2.1 Vorbereitung: Die richtige Intention setzen

Bevor du mit dem Entrümpeln beginnst, ist es wichtig, eine klare Absicht zu formulieren. Frage dich:

- Was möchte ich durch diesen Prozess loslassen?
- Welche neue Energie möchte ich in mein Leben einladen?
- Wie soll sich mein Zuhause nach der Reinigung anfühlen?

2.2 Die 4-Schritte-Methode des bewussten Entrümpelns

1. **Raum für Raum vorgehen:** Beginne mit einem kleinen Bereich (z. B. einer Schublade) und arbeite dich systematisch durch dein Zuhause.

2. **Drei-Kisten-System:**
   - Kiste 1: **Behalten** (nur das, was Freude bringt oder nützlich ist)
   - Kiste 2: **Spenden/Weitergeben** (alles, was noch genutzt werden kann, aber nicht mehr zu dir passt)
   - Kiste 3: **Loslassen/Entsorgen** (kaputte oder belastende Gegenstände)

3. **Achtsam entscheiden:** Halte jeden Gegenstand in der Hand und frage dich: **Bringt er mir Freude? Unterstützt er mein aktuelles Leben?**

4. **Dankbarkeit und Abschied:** Verabschiede dich bewusst von Dingen, die du loslässt – mit Dankbarkeit für ihre bisherige Rolle in deinem Leben.

3. Die besondere Bedeutung bestimmter Gegenstände

3.1 Kleidung: Alte Identitäten loslassen

Unsere Kleidung repräsentiert oft vergangene Phasen unseres Lebens. Wenn du Kleidungsstücke besitzt, die du nie trägst oder mit denen du dich nicht mehr wohlfühlst, kann es befreiend sein, sie loszulassen.

Fragen zur Reflexion:

- Spiegelt dieses Kleidungsstück noch meine Persönlichkeit wider?
- Trage ich es mit Freude oder aus Pflichtgefühl?

3.2 Erinnerungsstücke: Emotionale Altlasten erkennen

Es ist völlig in Ordnung, einige Erinnerungsstücke zu behalten, doch zu viele alte Dinge können uns unbewusst an die Vergangenheit binden.

Tipp: Bewahre nur die Gegenstände auf, die mit positiven Erinnerungen verbunden sind und spende oder entsorge den Rest.

3.3 Geschenke und Erbstücke: Fremde Energien loslassen

Nicht jedes Geschenk oder Erbstück trägt eine positive Energie. Fühle bewusst hinein, ob ein Gegenstand dich unterstützt oder ob er dich belastet.

Erlaubnis zum Loslassen: Du darfst Dinge gehen lassen, auch wenn sie ein Geschenk waren. Es ist dein Zuhause und dein Wohlbefinden steht an erster Stelle.

4. Energetische Reinigung nach dem Entrümpeln

Nach dem Entrümpeln ist es wichtig, die neu geschaffenen Räume energetisch zu reinigen, um alte Schwingungen zu entfernen.

4.1 Räucherrituale zur Klärung der Energie

- Salbei: Entfernt stagnierte Energien und schafft Klarheit.
- Palo Santo: Bringt Schutz und positive Schwingungen.
- Weihrauch: Unterstützt spirituelle Verbindung und Transformation.

4.2 Klangreinigung mit Schalen oder Mantras

- Spiele heilende Klänge in jedem Raum, um alte Energien aufzulösen.
- Chante ein Mantra oder höre Frequenzmusik (z. B. 432 Hz) zur Harmonisierung.

4.3 Wasser- und Salzrituale

- Wische Böden mit Salzwasser, um alte Energien zu neutralisieren.
- Stelle eine Schale mit Wasser und Himalaya-Kristallsalz in eine Raumecke zur Absorption von negativen Energien.

5. Nachhaltiges Loslassen: Dein Zuhause als Heiligtum bewahren

5.1 Bewusster Konsum als Schutz vor neuer Unordnung

- Kaufe nur Dinge, die wirklich einen Mehrwert bringen.
- Führe eine „Eins-rein, eins-raus"-Regel ein: Für jeden neuen Gegenstand geht ein alter.
- Wähle bewusst hochwertige, langlebige Produkte statt Massenware.

5.2 Regelmäßige Mini-Entrümpelungen

- Nimm dir einmal im Monat Zeit, um kleine Bereiche zu überarbeiten.
- Entwickle die Gewohnheit, regelmäßig zu hinterfragen, was dir dient.

5.3 Die neue Energie bewusst genießen

- Gestalte deine Räume so, dass sie dich inspirieren und stärken.
- Schaffe Rituale, um dein Zuhause als Rückzugsort für Heilung und Wohlbefinden zu nutzen.

Fazit: Entrümpeln als Schlüssel zu innerer Freiheit

Entrümpeln ist weit mehr als nur eine physische Handlung – es ist eine tiefgehende Form der Reinigung und Heilung. Indem du bewusst loslässt, schaffst du nicht nur Raum in deinem Zuhause, sondern auch in deinem Geist und in deinem Leben.

Bist du bereit für eine energetische Transformation? Beginne heute mit einem kleinen Bereich und erlebe die magische Wirkung des Loslassens!

Für deine Notizen:

Kapitel 21:
Feng-Shui & Energiearbeit für dein Zuhause

Dein Zuhause als Ort der Harmonie und Energiefluss

Dein Zuhause ist nicht nur ein physischer Ort, sondern ein energetisches Feld, das dich täglich beeinflusst. Feng-Shui, die jahrtausendealte chinesische Harmonielehre, bietet wertvolle Prinzipien, um Räume so zu gestalten, dass sie Energie (Chi) frei fließen lassen. Kombiniert mit energetischer Reinigung und bewusster Raumgestaltung kann dein Zuhause zu einer wahren Oase der Balance, Regeneration und Inspiration werden.

In diesem Kapitel erfährst du, wie du durch Feng-Shui-Prinzipien und energetische Reinigungsmethoden dein Zuhause optimieren kannst, um mehr Leichtigkeit, Klarheit und positive Schwingungen in dein Leben einzuladen.

1. Die Grundlagen des Feng-Shui: Energiefluss verstehen

1.1 Was ist Feng-Shui und warum ist es wichtig?

Feng-Shui bedeutet wörtlich „Wind und Wasser" und beschreibt die Wechselwirkungen zwischen Mensch und Umgebung. Ziel ist es, Räume so zu gestalten, dass das Chi – die Lebensenergie – ungehindert fließen kann, um Wohlstand, Gesundheit und Harmonie zu fördern.

Die Lehre basiert auf drei Hauptaspekten:

- Die fünf Elemente (Holz, Feuer, Erde, Metall, Wasser), die das Gleichgewicht beeinflussen.
- Das Bagua-Raster, das verschiedene Lebensbereiche in deinem Zuhause symbolisiert.
- Die Yin- und Yang-Balance, die eine harmonische Raumgestaltung sicherstellt.

1.2 Die Auswirkungen von blockiertem Chi

Wenn Energie nicht frei fließen kann, kann dies verschiedene negative Folgen haben:

- Stagnation im Leben, sei es beruflich, gesundheitlich oder emotional.
- Schlafprobleme oder Unruhe in bestimmten Räumen.
- Mangelndes Wohlbefinden und Kreativitätsblockaden.

Indem du die Prinzipien des Feng-Shui nutzt, kannst du dein Zuhause so anpassen, dass es dich energetisch unterstützt.

2. Die fünf Elemente des Feng-Shui für ein ausgeglichenes Zuhause

Feng-Shui basiert auf den fünf Elementen, die in jedem Raum in Balance sein sollten:

2.1 Holz – Wachstum und Vitalität

- Symbolik: Kreativität, Gesundheit, Expansion
- Farbgebung: Grüntöne, Braun
- Elemente im Raum: Pflanzen, Holzmöbel, Bambus

2.2 Feuer – Leidenschaft und Motivation

- Symbolik: Energie, Begeisterung, Transformation
- Farbgebung: Rot, Orange, Violett
- Elemente im Raum: Kerzen, Kamin, Sonnensymbole

2.3 Erde – Stabilität und Sicherheit

- Symbolik: Ruhe, Zentrierung, Beständigkeit
- Farbgebung: Gelb, Beige, Erdtöne
- Elemente im Raum: Keramik, Ton, Steine

2.4 Metall – Klarheit und Fokus

- Symbolik: Struktur, Effizienz, mentale Klarheit
- Farbgebung: Weiß, Grau, Silber
- Elemente im Raum: Metallgegenstände, Spiegel, Glas

2.5 Wasser – Fluss und Emotionen

- Symbolik: Intuition, Gelassenheit, Kommunikation
- Farbgebung: Blau, Schwarz
- Elemente im Raum: Wasserschalen, Springbrunnen, Spiegel

Tipp: Wenn ein Raum „unharmonisch" wirkt, könnte es daran liegen, dass ein Element zu stark oder zu schwach vertreten ist. Bringe durch Farben, Materialien und Dekorelemente ein Gleichgewicht in den Raum.

_____

_____

_____

_____

3. Das Bagua-Raster: Dein Zuhause energetisch optimieren

Das Bagua ist ein Feng-Shui-Raster, das in neun Zonen unterteilt ist, die verschiedene Lebensbereiche repräsentieren. Platziere das Raster über den Grundriss deiner Wohnung, um zu erkennen, welche Bereiche du verbessern kannst.

3.1 Die neun Lebensbereiche des Bagua:

Bereich	Bedeutung	Farben & Elemente
Reichtum	Finanzen, Fülle	Grün, Lila, Holz
Ruhm	Anerkennung, Erfolg	Rot, Feuer
Beziehungen	Liebe, Partnerschaft	Rosa, Erdtöne, Erde
Familie	Ahnen, Verbundenheit	Grün, Braun, Holz
Gesundheit	Wohlbefinden, Gleichgewicht	Gelb, Beige, Erde
Kinder	Kreativität, Zukunft	Weiß, Silber, Metall
Wissen	Bildung, Intuition	Blau, Grün, Erde
Karriere	Beruf, Lebensweg	Schwarz, Wasser
Spiritualität	Mentale Klarheit, Inspiration	Violett, Metall

Tipp: Finde heraus, welcher Bereich deines Hauses zu welchem Lebensbereich gehört, und platziere dort passende Farben, Materialien oder Symbole.

4. Energiearbeit für dein Zuhause: Reinigung und Schutz

4.1 Räucherrituale zur energetischen Reinigung

- Weißer Salbei: Entfernt stagnierte Energien und alte Muster.
- Palo Santo: Bringt positive Schwingungen und Schutz.
- Weihrauch: Unterstützt die spirituelle Anbindung und Erneuerung.

So funktioniert es:

1. Fenster öffnen, um alte Energien auszuleiten.
2. Jeden Raum systematisch räuchern, besonders Ecken und Türen.
3. Mit Dankbarkeit abschließen und frische Energie willkommen heißen.

4.2 Kristalle für Schutz und Harmonie

- Amethyst: Beruhigt den Geist, fördert intuitive Klarheit.
- Schwarzer Turmalin: Schützt vor negativen Energien und Elektrosmog.
- Rosenquarz: Fördert Liebe, Harmonie und sanfte Energie im Raum.

4.3 Klangreinigung mit Klangschalen oder Frequenzmusik

- Klang hilft, stagnierte Energie aufzulösen.
- Spiele heilende Musik mit 432 Hz oder 528 Hz zur Harmonisierung.

5. Dein persönliches Feng Shui- und Energie-Ritual für mehr Harmonie

5.1 Morgenroutine für eine hohe Schwingung

- Öffne Fenster, um frische Energie hereinzulassen.
- Zünde eine Kerze an oder räuchere mit Palo Santo.
- Sprich eine positive Intention für den Tag aus.

5.2 Abendritual für energetische Reinigung

- Räume störende Gegenstände auf, um Ruhe zu fördern.
- Spiele sanfte Musik oder nutze eine Klangschale zur Reinigung.
- Visualisiere, wie dein Zuhause Licht und Geborgenheit ausstrahlt.

Fazit: Dein Zuhause als kraftvolle Energiequelle

Ein harmonisch gestaltetes Zuhause nach Feng-Shui-Prinzipien kann dein Leben in vielen Bereichen positiv beeinflussen. Durch das bewusste Arbeiten mit den fünf Elementen, dem Bagua-Raster und energetischen Reinigungstechniken kannst du dein Zuhause in eine wahre Wohlfühloase verwandeln.

Bist du bereit, dein Zuhause zu einem Ort der Balance und positiven Energie zu machen? Dann beginne heute mit kleinen Veränderungen und spüre, wie sich dein Lebensraum transformiert!

Für deine Notizen:

_____

_____

_____

Kapitel 22:
Mentale Giftstoffe erkennen und eliminieren

Die unsichtbaren Belastungen unseres Geistes

Unser Geist ist ständig äußeren Einflüssen ausgesetzt – sei es durch Medien, soziale Interaktionen oder unsere eigenen Gedankenmuster. Während wir uns oft bewusst auf die körperliche Entgiftung konzentrieren, übersehen wir die Bedeutung einer mentalen Reinigung. Mentale Giftstoffe sind negative Gedanken, destruktive Glaubenssätze und emotionale Altlasten, die uns blockieren, unsere Energie senken und unsere Lebensqualität beein-trächtigen können.

In diesem Kapitel erfährst du, wie du mentale Giftstoffe identifizierst, welche Auswirkungen sie auf dein Leben haben und wie du durch gezielte Techniken deinen Geist klären kannst. Denn nur wenn du dich innerlich befreist, kannst du dein volles Potenzial entfalten.

1. Was sind mentale Giftstoffe?

1.1 Definition und Ursachen mentaler Belastungen

Mentale Giftstoffe sind belastende Gedanken, Emotionen oder Überzeugungen, die uns unbewusst beeinflussen. Sie entstehen oft durch:

- Negative Selbstgespräche: Ständige Selbstkritik oder Zweifel.
- Ängste und Sorgen: Katastrophendenken, Zukunftsängste.
- Vergangenheitsfixierung: Nicht loslassen können von alten Verletzungen.
- Mediale Überflutung: Dauerhafte Negativnachrichten oder Social-Media-Stress.
- Ungesunde Beziehungen: Energieraubende Menschen, toxische Dynamiken.

1.2 Die Auswirkungen von mentalen Giftstoffen auf Körper und Seele

Mentale Belastungen beeinflussen nicht nur unseren Geist, sondern auch unsere körperliche Gesundheit:

- Energieverlust: Ständiges Grübeln erschöpft unsere mentale Kraft.
- Schlafstörungen: Unverarbeitete Gedanken halten uns nachts wach.
- Stress und Anspannung: Dauerhafte innere Unruhe schwächt unser Immunsystem.
- Verdauungsprobleme: Die Verbindung zwischen Darm und Gehirn sorgt dafür, dass emotionale Belastungen sich auch physisch auswirken können.

2. Die häufigsten mentalen Giftstoffe und wie du sie erkennst

2.1 Selbstkritik und negative Glaubenssätze

Viele Menschen tragen tief verwurzelte Überzeugungen in sich, die sie klein halten. Häufige Gedankenmuster sind:

- „Ich bin nicht gut genug."
- „Ich habe es nicht verdient, glücklich zu sein."
- „Andere sind erfolgreicher als ich."

2.2 Ängste und Sorgen als mentale Blockaden

Angst ist ein natürlicher Mechanismus, aber wenn sie unser Denken dominiert, wird sie toxisch:

- Existenzangst: Ständige finanzielle oder berufliche Sorgen.
- Soziale Angst: Die Furcht vor Ablehnung oder Kritik.
- Perfektionismus: Die Angst, nicht genug zu leisten.

2.3 Negative Umgebung und toxische Menschen

Unsere Umgebung hat einen großen Einfluss auf unser Wohlbefinden. Folgende Faktoren können uns belasten:

- Negative Menschen, die nur jammern oder dich runterziehen.
- Energievampire, die dich emotional erschöpfen.
- Dauerhafte Konflikte, die ungelöst bleiben.

3. Techniken zur mentalen Entgiftung

3.1 Bewusstes Gedankenmanagement

- Gedanken-Detox: Beobachte deine Gedanken und schreibe negative Muster auf.
- Reframing: Formuliere negative Gedanken um in positive Glaubenssätze.
    - Beispiel: „Ich bin nicht gut genug." → „Ich wachse und entwickle mich täglich."
- Dankbarkeitsrituale: Konzentriere dich täglich auf drei Dinge, für die du dankbar bist.

3.2 Emotionale Reinigung durch Journaling

Tagebuchschreiben hilft, Emotionen bewusst zu verarbeiten:

- Morgenseiten-Technik: Schreibe morgens 10 Minuten alles auf, was dich bewegt.
- Loslass-Briefe: Schreibe einen Brief an deine Ängste und verbrenne ihn symbolisch.

3.3 Meditation und Achtsamkeit

- Atem-Meditation: Bewusstes Atmen hilft, Gedanken zu beruhigen.
- Body-Scan: Spüre bewusst in deinen Körper, um Verspannungen zu lösen.
- Geführte Visualisierungen: Stelle dir vor, wie du alte Gedanken loslässt.

3.4 Energetische Reinigung für den Geist

Neben mentalen Techniken kann auch Energiearbeit helfen:

- Räucherrituale: Salbei oder Palo Santo klären stagnierte Energien.
- Klangheilung: Tibetische Klangschalen oder Frequenzmusik (432 Hz) harmonisieren das Energiefeld.
- Kristalle wie Amethyst oder Bergkristall unterstützen mentale Klarheit.

4. Dein persönliches Mentales Detox-Programm

4.1 Morgenroutine zur mentalen Reinigung

- 5 Minuten Atemmeditation.
- 10 Minuten Journaling: „Welche Gedanken will ich heute bewusst loslassen?"
- Positive Affirmationen laut aussprechen.

4.2 Tagesbewusstsein: Detox für den Geist im Alltag

- Vermeide unnötige Negativnachrichten oder Social-Media-Stress.
- Umgebe dich mit positiven Menschen und inspirierenden Büchern.
- Trinke bewusst Kräutertees (z. B. Zitronenmelisse) zur Beruhigung.

4.3 Abendritual zur mentalen Entspannung

- 15 Minuten sanfte Bewegung (Yoga, Dehnen, Spaziergang).
- Ein Bad mit Lavendel oder ein Räucherritual zur Klärung.
- Vor dem Schlafen Dankbarkeit ausdrücken: „Was war heute schön?"

Fazit: Innere Klarheit für ein erfülltes Leben

Mentale Giftstoffe sind oft unsichtbar, aber ihre Wirkung kann unser gesamtes Leben beeinflussen. Durch bewusstes Gedankenmanagement, emotionale Reinigung und energetische Techniken kannst du dich von belastenden Gedanken befreien und dein Leben mit mehr Leichtigkeit und Freude gestalten.

Bist du bereit für eine mentale Entgiftung? Dann starte noch heute mit einer kleinen Übung und spüre, wie dein Geist klarer und freier wird!

Für deine Notizen:

Kapitel 23:
Negative Selbstgespräche - Die toxischen Stimmen in deinem Kopf

Mentale Giftstoffe erkennen und eliminieren

Die unsichtbaren Belastungen unseres Geistes

Unser Geist ist ständig äußeren Einflüssen ausgesetzt – sei es durch Medien, soziale Interaktionen oder unsere eigenen Gedankenmuster. Während wir uns oft bewusst auf die körperliche Entgiftung konzentrieren, übersehen wir die Bedeutung einer mentalen Reinigung. Mentale Giftstoffe sind negative Gedanken, destruktive Glaubenssätze und emotionale Altlasten, die uns blockieren, unsere Energie senken und unsere Lebensqualität beeinträchtigen können.

In diesem Kapitel erfährst du, wie du mentale Giftstoffe identifizierst, welche Auswirkungen sie auf dein Leben haben und wie du durch gezielte Techniken deinen Geist klären kannst. Denn nur wenn du dich innerlich befreist, kannst du dein volles Potenzial entfalten.

1. Was sind mentale Giftstoffe?

1.1 Definition und Ursachen mentaler Belastungen

Mentale Giftstoffe sind belastende Gedanken, Emotionen oder Überzeugungen, die uns unbewusst beeinflussen. Sie entstehen oft durch:

- Negative Selbstgespräche: Ständige Selbstkritik oder Zweifel.
- Ängste und Sorgen: Katastrophendenken, Zukunftsängste.
- Vergangenheitsfixierung: Nicht loslassen können von alten Verletzungen.
- Mediale Überflutung: Dauerhafte Negativnachrichten oder Social-Media-Stress.
- Ungesunde Beziehungen: Energieraubende Menschen, toxische Dynamiken.

1.2 Die Auswirkungen von mentalen Giftstoffen auf Körper und Seele

Mentale Belastungen beeinflussen nicht nur unseren Geist, sondern auch unsere körperliche Gesundheit:

- Energieverlust: Ständiges Grübeln erschöpft unsere mentale Kraft.
- Schlafstörungen: Unverarbeitete Gedanken halten uns nachts wach.
- Stress und Anspannung: Dauerhafte innere Unruhe schwächt unser Immunsystem.
- Verdauungsprobleme: Die Verbindung zwischen Darm und Gehirn sorgt dafür, dass emotionale Belastungen sich auch physisch auswirken können.

2. Die häufigsten mentalen Giftstoffe und wie du sie erkennst

2.1 Negative Selbstgespräche: Die toxischen Stimmen in deinem Kopf

Unsere innere Stimme kann unser größter Unterstützer oder unser härtester Kritiker sein. Negative Selbstgespräche entstehen oft durch:

- Alte Prägungen aus der Kindheit: Kritische Eltern oder Lehrer können ein Muster von Selbstzweifeln hinterlassen.
- Gesellschaftliche Erwartungen: Ständiger Vergleich mit anderen führt zu Selbstabwertung.
- Perfektionismus: Der innere Druck, alles richtig machen zu müssen.

Häufige negative Selbstgespräche:

- „Ich bin nicht gut genug."
- „Ich darf keine Fehler machen."
- „Andere sind erfolgreicher als ich."
- „Ich schaffe das nicht."

Wie du sie erkennst:

- Achte bewusst auf deine Gedanken und notiere wiederkehrende negative Sätze.
- Frage dich: Würdest du so mit einem Freund sprechen?
- Analysiere, ob deine Gedanken objektiv oder verzerrt sind.

Wie du sie umwandelst:

- Reframing: Ersetze negative Gedanken durch positive Alternativen.
    - Beispiel: „Ich bin nicht gut genug." → „Ich wachse und entwickle mich täglich."
- Affirmationen: Wiederhole kraftvolle, positive Sätze täglich.
- Achtsamkeitstraining: Werde dir bewusst, wann dein Geist dich kritisiert, und stoppe es aktiv.

Für deine Notizen:

_____

_____

_____

_____

2.2 Ängste und Sorgen als mentale Blockaden

Angst ist ein natürlicher Mechanismus, aber wenn sie unser Denken dominiert, wird sie toxisch:

- Existenzangst: Ständige finanzielle oder berufliche Sorgen.
- Soziale Angst: Die Furcht vor Ablehnung oder Kritik.
- Perfektionismus: Die Angst, nicht genug zu leisten.

2.3 Negative Umgebung und toxische Menschen

Unsere Umgebung hat einen großen Einfluss auf unser Wohlbefinden. Folgende Faktoren können uns belasten:

- Negative Menschen, die nur jammern oder dich runterziehen.
- Energievampire, die dich emotional erschöpfen.
- Dauerhafte Konflikte, die ungelöst bleiben.

3. Techniken zur mentalen Entgiftung

3.1 Bewusstes Gedankenmanagement

- Gedanken-Detox: Beobachte deine Gedanken und schreibe negative Muster auf.
- Reframing: Formuliere negative Gedanken um in positive Glaubenssätze.
- Dankbarkeitsrituale: Konzentriere dich täglich auf drei Dinge, für die du dankbar bist.

3.2 Emotionale Reinigung durch Journaling

Tagebuchschreiben hilft, Emotionen bewusst zu verarbeiten:

- Morgenseiten-Technik: Schreibe morgens 10 Minuten alles auf, was dich bewegt.
- Loslass-Briefe: Schreibe einen Brief an deine Ängste und verbrenne ihn symbolisch.

3.3 Meditation und Achtsamkeit

- Atem-Meditation: Bewusstes Atmen hilft, Gedanken zu beruhigen.
- Body-Scan: Spüre bewusst in deinen Körper, um Verspannungen zu lösen.
- Geführte Visualisierungen: Stelle dir vor, wie du alte Gedanken loslässt.

3.4 Energetische Reinigung für den Geist

Neben mentalen Techniken kann auch Energiearbeit helfen:

- Räucherrituale: Salbei oder Palo Santo klären stagnierte Energien.
- Klangheilung: Tibetische Klangschalen oder Frequenzmusik (432 Hz) harmonisieren das Energiefeld.
- Kristalle wie Amethyst oder Bergkristall unterstützen mentale Klarheit.

4. Dein persönliches Mentales Detox-Programm

4.1 Morgenroutine zur mentalen Reinigung

- 5 Minuten Atemmeditation.
- 10 Minuten Journaling: „Welche Gedanken will ich heute bewusst loslassen?"
- Positive Affirmationen laut aussprechen.

4.2 Tagesbewusstsein: Detox für den Geist im Alltag

- Vermeide unnötige Negativnachrichten oder Social-Media-Stress.
- Umgebe dich mit positiven Menschen und inspirierenden Büchern.
- Trinke bewusst Kräutertees (z. B. Zitronenmelisse) zur Beruhigung.

4.3 Abendritual zur mentalen Entspannung

- 15 Minuten sanfte Bewegung (Yoga, Dehnen, Spaziergang).
- Ein Bad mit Lavendel oder ein Räucherritual zur Klärung.
- Vor dem Schlafen Dankbarkeit ausdrücken: „Was war heute schön?"

Fazit: Innere Klarheit für ein erfülltes Leben

Mentale Giftstoffe sind oft unsichtbar, aber ihre Wirkung kann unser gesamtes Leben beeinflussen. Durch bewusstes Gedankenmanagement, emotionale Reinigung und energetische Techniken kannst du dich von belastenden Gedanken befreien und dein Leben mit mehr Leichtigkeit und Freude gestalten.

Bist du bereit für eine mentale Entgiftung? Dann starte noch heute mit einer kleinen Übung und spüre, wie dein Geist klarer und freier wird!

Kapitel 24:
Der Einfluss von Medien, Social Media und toxischen Glaubenssätzen

Die unsichtbare Manipulation durch äußere Einflüsse

In unserer modernen Welt sind wir tagtäglich einer Flut von Informationen ausgesetzt. Medien, soziale Netzwerke und gesellschaftlich tief verwurzelte Glaubenssätze beeinflussen unser Denken und unser Selbstbild oft, ohne dass wir es bewusst wahrnehmen. Sie können inspirierend und bereichernd sein, doch sie können auch unser Unterbewusstsein mit toxischen Ideen füllen, die Selbstzweifel, Ängste und eine negative Selbstwahrnehmung hervorrufen.

Dieses Kapitel widmet sich den unsichtbaren Kräften, die unser Denken und unsere Emotionen formen. Es zeigt auf, wie Medien und Social Media unser Selbstbild verzerren, wie toxische Glaubenssätze unser Potenzial begrenzen und wie du dich gezielt von diesen negativen Einflüssen befreien kannst, um ein authentisches und erfülltes Leben zu führen.

1. Die unterschätzte Macht der Medien: Wie Nachrichten und soziale Netzwerke unser Denken formen

1.1 Medien als Konstrukteure der Realität

Unsere Wahrnehmung der Welt wird maßgeblich von den Informationen geformt, die wir täglich konsumieren. Nachrichtenportale, Fernsehsender und Online-Plattformen kuratieren gezielt Inhalte, um Aufmerksamkeit zu gewinnen – oft durch:

- Sensationalismus: Überspitzte Schlagzeilen, um Emotionen wie Angst oder Empörung hervorzurufen.
- Dauerhafte Negativität: Kriege, Krisen, Skandale – negative Nachrichten dominieren, weil sie sich besser verkaufen.
- Selektive Berichterstattung: Nur ein kleiner Ausschnitt der Realität wird gezeigt, oft aus einer bestimmten Perspektive.

Wie das unser Denken beeinflusst:

- Wir entwickeln ein verzerrtes Weltbild, das von Angst und Pessimismus geprägt ist.
- Unser Gehirn speichert negative Nachrichten stärker als positive (Negativitätsbias).
- Dauerhafte Angstzustände und Stress werden gefördert.

Lösung:

- Bewusst wählen, welche Nachrichten du konsumierst und in welcher Dosis.
- Nachrichtenkonsum auf eine bestimmte Zeit pro Tag begrenzen.
- Alternative, lösungsorientierte Medienformate suchen.

1.2 Social Media: Der Vergleichsmechanismus, der unser Selbstwertgefühl zerstört

Social-Media-Plattformen wie Instagram, TikTok und Facebook sind so gestaltet, dass sie:

- Dopamin-Kicks erzeugen: Likes und Kommentare lösen kurzfristige Glücksgefühle aus.
- Vergleichsdenken fördern: Menschen zeigen meist nur ihre besten Momente – das führt zu Selbstzweifeln.
- Suchtpotenzial haben: Der endlose Scroll-Mechanismus hält uns stundenlang gefangen.

Folgen für unser Selbstbild:

- Gefühl der Unzulänglichkeit: „Alle anderen haben ein perfektes Leben – nur ich nicht."
- Angst, etwas zu verpassen (FOMO – Fear of Missing Out).
- Dauerhafte Ablenkung und Konzentrationsprobleme.

Lösung:

- Social-Media-Detox-Tage einplanen.
- Nur Accounts folgen, die inspirierend und positiv sind.
- Achtsam konsumieren: Vor dem Scrollen bewusst fragen, warum du die App öffnest.

2. Toxische Glaubenssätze: Unsichtbare Ketten, die uns zurückhalten

2.1 Was sind toxische Glaubenssätze und woher kommen sie?

Glaubenssätze sind tief verwurzelte Überzeugungen über uns selbst und die Welt. Sie entstehen durch:

- Erziehung: Eltern und Lehrer prägen unsere Denkweise.
- Gesellschaftliche Normen: „So solltest du sein."
- Mediale Einflüsse: Filme, Werbung und Prominente formen unser Selbstbild.

Toxische Glaubenssätze sind Überzeugungen, die uns klein halten und limitieren, z. B.:

- „Ich bin nicht gut genug."
- „Erfolg ist nur mit harter Arbeit möglich."
- „Ich darf meine wahren Gefühle nicht zeigen."

Wie sie uns beeinflussen:

- Selbstsabotage und Angst vor Veränderung.
- Perfektionismus und ständige Selbstkritik.
- Einschränkung unserer Möglichkeiten und Träume.

Lösung:

- Toxische Glaubenssätze aufdecken (Journaling hilft).
- Bewusst positive Gegen-Glaubenssätze formulieren.
- Affirmationen täglich wiederholen.

3. Wege zur mentalen Entgiftung: Befreie dich von negativen Einflüssen

3.1 Digital Detox: Bewusster Umgang mit Medien und Social Media

- Setze tägliche Bildschirmzeit-Limits.
- Vermeide Social Media direkt nach dem Aufstehen und vor dem Schlafen.
- Schaffe bewusst offline-Zeiten für tiefe Erholung.

3.2 Achtsamer Nachrichtenkonsum

- Hinterfrage die Quelle: Wer profitiert von dieser Information?
- Nutze lösungsorientierte Medien statt angstgetriebene Nachrichten.
- Bewusst Nachrichten nur zu bestimmten Zeiten am Tag konsumieren.

3.3 Glaubenssätze transformieren: Von Begrenzung zur Freiheit

Schritt 1: Den limitierenden Glaubenssatz identifizieren

- Schreibe belastende Sätze auf, die oft in deinem Kopf kreisen.
- Frage dich: Ist dieser Satz objektiv wahr?

Schritt 2: Den Glaubenssatz hinterfragen

- Woher kommt dieser Gedanke?
- Ist er noch gültig oder habe ich mich weiterentwickelt?

Schritt 3: Einen positiven Gegen-Glaubenssatz formulieren

- „Ich bin nicht gut genug." → „Ich bin wertvoll und entwickle mich stetig weiter."
- „Erfolg ist nur mit harter Arbeit möglich." → „Erfolg kommt durch Freude und Authentizität."

Schritt 4: Neue Affirmationen täglich wiederholen

- Schreibe den positiven Satz auf und wiederhole ihn täglich.
- Nutze Visualisierungstechniken, um ihn zu verankern.

3.4 Energiearbeit für mentale Reinigung

- Meditation: Beruhigt den Geist und schafft innere Klarheit.
- Atemtechniken: Reduzieren Stress und erhöhen die Achtsamkeit.
- Räuchern mit Salbei oder Palo Santo: Klärt stagnierte Energien.
- Kristallarbeit: Amethyst oder Bergkristall für mentale Klarheit nutzen.

4. Dein persönliches Mental-Detox-Programm

4.1 Morgenroutine für einen klaren Geist

- Kein Social Media in der ersten Stunde nach dem Aufwachen.
- 5 Minuten Atemübungen oder Meditation.
- Positiven Glaubenssatz für den Tag formulieren.

4.2 Achtsames Medienverhalten im Alltag

- Setze bewusst Pausen vom Handy.
- Frage dich vor dem Medienkonsum: „Hilft mir das oder schadet es mir?"

4.3 Abendritual zur mentalen Entgiftung

- Reflektiere: Welche Gedanken haben dich heute genährt? Welche haben dich belastet?
- Nutze Journaling oder Dankbarkeitsübungen.
- Vermeide Bildschirme eine Stunde vor dem Schlafengehen.

Fazit: Dein Geist als freier Raum für Wachstum und Freude

Medien, Social Media und toxische Glaubenssätze haben enormen Einfluss auf unsere mentale Gesundheit. Doch du hast die Macht, dein Bewusstsein zu schärfen und bewusst zu wählen, was du konsumierst und woran du glaubst.

Indem du negative Einflüsse reduzierst und positive Gedanken stärkst, kannst du dein Leben mit mehr Klarheit, Freude und innerer Freiheit gestalten.

Bist du bereit, dein mentales Detox zu starten?

Dann beginne heute mit einer kleinen Veränderung und spüre die Wirkung!

Kapitel 25:
Gedankenhygiene: Die Detox-Methode für dein Mindset

Warum Gedankenhygiene essenziell ist

Unsere Gedanken bestimmen maßgeblich unser Leben. Sie beeinflussen unsere Emotionen, unser Verhalten und sogar unsere körperliche Gesundheit. Doch während wir viel Zeit und Mühe in die Pflege unseres Körpers investieren, vernachlässigen wir oft unser geistiges Wohlbefinden. Negative Gedanken, übermäßige Sorgen und destruktive Denkmuster können wie mentale Giftstoffe wirken und uns unbewusst belasten.

Gedankenhygiene ist der bewusste Prozess, unsere Gedankenwelt regelmäßig zu reinigen, negative Muster zu erkennen und durch förderliche, positive Gedanken zu ersetzen. In diesem Kapitel lernst du, wie du die Detox-Methode für dein Mindset anwendest, um mehr Klarheit, innere Ruhe und mentale Stärke zu erlangen.

1. Die unsichtbare Macht deiner Gedanken

1.1 Warum unsere Gedanken unser Leben formen

Unsere Gedanken beeinflussen unsere Wahrnehmung der Realität. Sie sind wie Filter, durch die wir die Welt interpretieren. Je nachdem, ob unsere Gedanken positiv oder negativ sind, nehmen wir Situationen, Menschen und Herausforderungen unterschiedlich wahr.

- **Positive Gedanken führen zu:**
  - Mehr Selbstvertrauen und Motivation
  - Stärkerem Immunsystem und gesünderem Körper
  - Gelassenheit und emotionaler Stabilität
- **Negative Gedanken führen zu:**
  - Ängsten und Stress
  - Selbstzweifeln und Prokrastination
  - Chronischer Unzufriedenheit

1.2 Wie toxische Gedanken entstehen

Toxische Gedanken entstehen meist unbewusst und werden durch verschiedene Einflüsse geprägt:

- Frühkindliche Erfahrungen und Erziehung: Negative Prägungen aus der Kindheit.
- Gesellschaftliche Normen und Medien: Ständige Vergleiche und Druck.
- Unbewusste Ängste und Zweifel: Unsicherheiten, die unser Selbstbild formen.

Je öfter wir einen bestimmten Gedanken denken, desto stärker verankert er sich in unserem Unterbewusstsein. Gedankenhygiene hilft, diesen Kreislauf zu durchbrechen.

2. Negative Gedankenmuster erkennen und auflösen

2.1 Die häufigsten toxischen Denkmuster

1. Katastrophisieren: Gedanken wie „Das wird sicher schiefgehen" oder „Ich werde das nie schaffen" führen zu Angst und Handlungsunfähigkeit.

2. Selbstsabotage: Glaubenssätze wie „Ich bin nicht gut genug" oder „Ich verdiene das nicht" blockieren dein Potenzial.

3. Perfektionismus: Der ständige Drang, alles perfekt machen zu müssen, führt zu Stress und Frustration.

4. Schwarz-Weiß-Denken: Dinge nur als „gut" oder „schlecht" zu betrachten, ohne Grauzonen zu erkennen.

5. Übermäßige Selbstkritik: Sich selbst härter zu beurteilen als andere und Fehler als persönliches Versagen zu sehen.

2.2 Gedanken-Detox: So reinigst du dein Mindset

Schritt 1: Bewusstsein schaffen

- Führe ein Gedanken-Tagebuch und notiere belastende Gedanken.
- Achte auf wiederkehrende negative Denkmuster.

Schritt 2: Gedanken hinterfragen

- Ist dieser Gedanke objektiv wahr?
- Gibt es Beweise für das Gegenteil?
- Wie würde eine neutrale Person diese Situation bewerten?

Schritt 3: Gedanken umformulieren (Reframing)

- Ersetze negative Gedanken durch positive, realistische Alternativen.
- Beispiel: „Ich werde das nicht schaffen" → „Ich habe schon viele Herausforderungen gemeistert."

Schritt 4: Neue Gedanken verankern

- Nutze Affirmationen („Ich bin wertvoll und fähig").
- Praktiziere Dankbarkeit, um den Fokus auf das Positive zu lenken.

3. Praktische Methoden für eine nachhaltige Gedankenhygiene

3.1 Mentales Fasten: Detox für deinen Geist

Ein bewusster Verzicht auf negative Einflüsse kann Wunder wirken:

- Medien-Detox: Begrenze Nachrichten und Social Media, um Negativität zu reduzieren.
- Negative Gespräche meiden: Vermeide Menschen, die ständig jammern und kritisieren.
- Sich auf Positives fokussieren: Lies inspirierende Bücher, höre motivierende Podcasts.

3.2 Meditation und Achtsamkeit

- Atem-Meditation: Beruhigt den Geist und reduziert Grübeln.
- Body-Scan: Fördert das Körperbewusstsein und löst Spannungen.
- Geführte Visualisierungen: Hilft, ein positives Mindset zu entwickeln.

3.3 Journaling: Dein Werkzeug für Klarheit

- Schreibe täglich auf, welche Gedanken dich belasten.
- Formuliere Lösungen oder positive Erkenntnisse dazu.
- Führe ein Dankbarkeitstagebuch, um den Fokus auf Positives zu lenken.

3.4 Energiearbeit zur Klärung deines Mindsets

- Räuchern mit Salbei oder Palo Santo: Reinigt stagnierte Energien.
- Klangheilung: Tibetische Klangschalen oder Frequenzmusik (432 Hz) harmonisieren das Energiefeld.
- Kristalle wie Amethyst oder Bergkristall: Unterstützen mentale Klarheit.

4. Dein persönlicher Gedankenhygiene-Plan

4.1 Morgenroutine für einen klaren Geist

- Starte den Tag ohne Social Media.
- 5 Minuten Atemübungen oder Meditation.
- Schreibe drei positive Affirmationen auf.

4.2 Achtsamkeit im Alltag

- Bewusst wahrnehmen, wenn negative Gedanken auftauchen.
- Gedanken bewusst hinterfragen und umformulieren.
- Inspirierende Inhalte konsumieren.

4.3 Abendritual zur mentalen Entspannung

- Reflektiere: Welche Gedanken haben dich heute gestärkt? Welche haben dich belastet?
- Journaling oder Dankbarkeitsübung vor dem Schlafen.
- Sanfte Entspannungstechniken wie Atemübungen oder leise Musik.

Fazit: Ein klarer Geist als Schlüssel zu einem freien Leben

Gedankenhygiene ist essenziell für ein gesundes, ausgeglichenes Leben. Indem du regelmäßig mentale Detox-Methoden anwendest, schaffst du Raum für mehr Klarheit, Gelassenheit und innere Stärke.

Bist du bereit, dein Mindset zu transformieren? Dann starte heute mit einer kleinen Veränderung und spüre die positive Wirkung!

Für deine Notizen:

Kapitel 26:
Emotionale Entgiftung – Lass los, was dich runterzieht

Warum emotionale Entgiftung essenziell ist

Emotionen beeinflussen unser Wohlbefinden mehr, als uns oft bewusst ist. Während körperliche Entgiftung durch gesunde Ernährung und Bewegung erreicht wird, ist die emotionale Entgiftung ein oft vernachlässigter, aber essenzieller Bestandteil eines ausgeglichenen Lebens. Unterdrückte Emotionen, ungelöste Konflikte und negative Erlebnisse können sich in unserem Körper manifestieren und uns langfristig belasten.

Emotionale Entgiftung bedeutet, loszulassen, was dich emotional und mental belastet, damit du wieder Leichtigkeit, Klarheit und innere Harmonie erleben kannst. In diesem Kapitel erfährst du, wie du emotionale Giftstoffe erkennst, verarbeitest und loslässt, um mehr innere Freiheit und emotionale Resilienz zu gewinnen.

1. Die unsichtbare Last: Wie emotionale Giftstoffe uns belasten

1.1 Was sind emotionale Giftstoffe?

Emotionale Giftstoffe sind negative oder unausgesprochene Gefühle, die sich über lange Zeit in unserem System aufstauen und unser Wohlbefinden beeinträchtigen. Dazu gehören:

- Unterdrückte Wut oder Ärger: Emotionen, die nicht ausgedrückt werden, sondern sich im Inneren stauen.
- Chronische Ängste und Sorgen: Dauerhafte Unsicherheiten oder Zukunftsängste.
- Trauer und Schmerz: Nicht verarbeitete Verluste oder belastende Erfahrungen.
- Schuldgefühle und Selbstvorwürfe: Gedankenmuster, die uns immer wieder an die Vergangenheit binden.

Diese emotionalen Belastungen können sich körperlich äußern in:

- Kopfschmerzen und Verspannungen
- Verdauungsproblemen
- Schlafstörungen
- Antriebslosigkeit und Erschöpfung

Für deine Notizen:

_____

_____

_____

_____

_____

1.2 Warum Loslassen so schwerfällt

Oft halten wir an negativen Emotionen fest, weil:

- Wir glauben, dass das Loslassen bedeutet, jemandem zu vergeben, der uns verletzt hat.
- Uns emotionale Schmerzen vertraut sind und wir unbewusst daran festhalten.
- Wir nicht gelernt haben, mit starken Emotionen umzugehen.
- Wir Angst davor haben, uns mit tiefen Gefühlen auseinanderzusetzen.

Emotionale Entgiftung bedeutet nicht, Emotionen zu ignorieren, sondern sie bewusst zu fühlen, zu verarbeiten und dann loszulassen.

2. Die 5-Schritte-Methode zur emotionalen Entgiftung

2.1 Schritt 1: Emotionale Belastungen erkennen

- Führe ein Emotions-Tagebuch: Notiere täglich, welche Emotionen dich begleiten.
- Achte auf wiederkehrende negative Gedankenschleifen.
- Beobachte deine körperlichen Reaktionen auf bestimmte Erinnerungen oder Personen.

2.2 Schritt 2: Gefühle annehmen statt verdrängen

- Erlaube dir, alle Emotionen zu fühlen, auch die unangenehmen.
- Atme bewusst tief ein und spüre die Emotion in deinem Körper.
- Sage innerlich: „Es ist in Ordnung, dass ich mich gerade so fühle."

2.3 Schritt 3: Ausdruck durch Schreiben oder Bewegung

- Schreibe einen Loslass-Brief, den du nicht abschickst.
- Bewege dich: Tanzen, Laufen oder Yoga hilft, stagnierte Emotionen zu lösen.
- Schrei oder weine, wenn es sich richtig anfühlt – das ist ein natürlicher Heilungsprozess.

2.4 Schritt 4: Energetische Reinigung

- Räuchern mit Salbei oder Palo Santo zur Klärung stagnierter Energie.
- Salzbäder oder Duschen zur Reinigung des Energiefeldes.
- Klangheilung mit Frequenzmusik (432 Hz oder tibetische Klangschalen).

2.5 Schritt 5: Vergebung und Loslassen

- Vergebung bedeutet nicht, das Verhalten anderer gutzuheißen, sondern dich selbst von der Last zu befreien.
- Visualisiere, wie du die Emotion mit einem Atemzug loslässt.
- Verwende Affirmationen wie: „Ich lasse los, was mir nicht mehr dient."

3. Emotionale Entgiftung im Alltag – Praktische Methoden

3.1 Journaling: Dein Werkzeug zur inneren Klärung

- Notiere täglich drei Emotionen und ihre Ursachen.
- Schreibe einen Brief an dein „Zukunfts-Ich", das die Belastungen bereits losgelassen hat.
- Führe eine „Dankbarkeitsliste", um den Fokus auf das Positive zu lenken.

3.2 Achtsamkeit und Meditation

- Bodyscan-Meditation: Fühle in deinen Körper, wo Emotionen gespeichert sind.
- Atemübungen: Tiefes Atmen hilft, emotionale Anspannungen zu lösen.
- Geführte Visualisierung: Stelle dir vor, wie du emotionalen Ballast loslässt.

3.3 Bewegung als emotionale Entgiftung

- Qigong oder Tai Chi: Fließende Bewegungen, um Energieblockaden zu lösen.
- Tanzen oder Schüttelübungen: Hilft, emotionale Spannungen zu lösen.
- Laufen oder Gehen in der Natur: Wirkt beruhigend und erdend.

3.4 Rituale für emotionales Loslassen

- Feuerritual: Schreibe belastende Gedanken auf Papier und verbrenne es symbolisch.
- Wasser-Ritual: Wasche deine Hände mit Salz und stelle dir vor, wie du negative Emotionen abspülst.
- Mondrituale: Neumond für Neuanfänge, Vollmond für das Loslassen nutzen.

4. Dein persönlicher Plan zur emotionalen Entgiftung

4.1 Morgenroutine für emotionale Leichtigkeit

- 5 Minuten Meditation zum bewussten Fühlen deiner Emotionen.
- Notiere drei positive Affirmationen für den Tag.
- Bewegung oder sanfte Dehnübungen zur Aktivierung deiner Energie.

4.2 Tagesbewusstsein: Detox für die Emotionen im Alltag

- Vermeide bewusst Situationen oder Menschen, die dich emotional belasten.
- Übe dich in Gedankenklarheit: Ist diese Emotion gerade real oder ein alter Glaubenssatz?
- Halte inne und atme bewusst, wenn starke Emotionen aufkommen.

4.3 Abendritual zur emotionalen Klärung

- Schreibe drei Dinge auf, die du loslassen möchtest.
- Führe eine sanfte Abend-Meditation durch.
- Visualisiere, wie du emotionale Lasten aus deinem Energiefeld entfernst.

Fazit: Emotionale Freiheit durch bewusstes Loslassen

Emotionale Entgiftung ist ein fortlaufender Prozess, der uns hilft, unser Leben freier, authentischer und friedvoller zu gestalten. Indem du lernst, emotionale Belastungen zu erkennen, bewusst zu verarbeiten und schließlich loszulassen, kannst du innere Harmonie und neue Lebensfreude erfahren.

Bist du bereit, das Alte hinter dir zu lassen und Platz für neue, positive Emotionen zu schaffen? Dann beginne heute mit einer kleinen Übung und spüre, wie sich deine emotionale Welt transformiert!

Für deine Notizen:

_____

_____

_____

_____

_____

Kapitel 27:
Was emotionale Altlasten mit deinem Wohlbefinden machen

Die unterschätzte Wirkung emotionaler Altlasten

Jeder Mensch trägt emotionale Erinnerungen mit sich – manche sind positiv, andere hingegen belasten unser Wohlbefinden auf unsichtbare Weise. Oft realisieren wir nicht, wie stark alte Emotionen unser heutiges Leben beeinflussen. Unverarbeitete Emotionen können uns nicht nur mental, sondern auch körperlich und energetisch schwächen. Sie zeigen sich in Form von Stress, Müdigkeit, Blockaden oder sogar in körperlichen Beschwerden.

In diesem Kapitel wirst du verstehen, wie emotionale Altlasten entstehen, wie sie dein Leben beeinflussen und wie du sie gezielt loslassen kannst, um wieder mehr Leichtigkeit, Klarheit und Lebensfreude zu erfahren.

1. Was sind emotionale Altlasten?

1.1 Definition und Herkunft emotionaler Altlasten

Emotionale Altlasten sind nicht vollständig verarbeitete Gefühle oder Erfahrungen, die in unserem Unterbewusstsein gespeichert sind. Sie entstehen durch:

- Unverarbeitete traumatische Erlebnisse: Verluste, Trennungen, Verletzungen.
- Negative Kindheitsprägungen: Kritische Erziehung, emotionale Vernachlässigung.
- Alte Glaubenssätze: „Ich bin nicht gut genug", „Ich muss perfekt sein".
- Nicht ausgedrückte Gefühle: Wut, Trauer oder Angst, die unterdrückt wurden.

Da diese Emotionen tief in unserem Unterbewusstsein verankert sind, beeinflussen sie uns, ohne dass wir es merken.

1.2 Warum emotionale Altlasten unser Wohlbefinden blockieren

Alte emotionale Wunden können sich in verschiedenen Bereichen unseres Lebens zeigen:

- Mentale Auswirkungen: Grübeln, negative Selbstgespräche, Selbstzweifel.
- Emotionale Auswirkungen: Angst, Reizbarkeit, emotionale Überforderung.
- Körperliche Auswirkungen: Verspannungen, Kopfschmerzen, Verdauungsprobleme.
- Energetische Auswirkungen: Gefühl der Schwere, Erschöpfung, Blockaden im Lebensfluss.

Diese Altlasten halten uns in der Vergangenheit gefangen und verhindern, dass wir unser volles Potenzial leben.

2. Die Verbindung zwischen Emotionen und Körper

2.1 Wie Emotionen im Körper gespeichert werden

Unser Körper speichert Emotionen wie ein Gedächtnis. Besonders belastende Gefühle werden oft in bestimmten Körperbereichen abgelegt:

- Wut und Frustration → Schultern, Kiefer, Magen.
- Trauer und Verlust → Lunge, Brustbereich.
- Ängste und Unsicherheiten → Bauch, Verdauungssystem.
- Unterdrückte Emotionen → Rücken, Hüften.

Wenn wir emotionale Themen nicht bewusst auflösen, können sie sich in körperlichen Symptomen manifestieren.

2.2 Der Zusammenhang zwischen emotionaler und körperlicher Gesundheit

Emotionale Altlasten beeinflussen:

- Hormonhaushalt: Chronischer Stress durch emotionale Belastungen kann zu Cortisol-Anstieg führen.
- Immunsystem: Langfristiger emotionaler Stress schwächt die Abwehrkräfte.
- Herz-Kreislauf-System: Negative Emotionen wie Wut oder Angst erhöhen Blutdruck und Entzündungswerte.
- Verdauungssystem: Emotionale Belastungen können zu Magen-Darm-Problemen führen.

3. Wie emotionale Altlasten dein Leben beeinflussen

3.1 Mentale und emotionale Blockaden

- Wiederkehrende Muster in Beziehungen oder im Beruf.
- Schwierigkeiten, Vertrauen oder Nähe zuzulassen.
- Gefühl der Stagnation, innere Unruhe oder unerklärliche Traurigkeit.

3.2 Selbstsabotage durch alte emotionale Wunden

Unbewusst halten uns alte emotionale Verletzungen in bestimmten Lebensbereichen zurück:

- Angst vor Erfolg oder Veränderung.
- Perfektionismus und übermäßiger Druck.
- Schwierigkeiten, eigene Bedürfnisse zu kommunizieren.

3.3 Auswirkungen auf Beziehungen und zwischenmenschliche Dynamiken

- Angst vor Ablehnung oder Verlassenwerden.
- Emotionale Abhängigkeit oder Bindungsangst.
- Wiederkehrende Konflikte, die auf alten Wunden basieren.

4. Wege zur Auflösung emotionaler Altlasten

4.1 Bewusstes Erkennen und Akzeptieren

- Führe ein Emotionstagebuch, um Muster zu erkennen.
- Nimm dir Zeit für Selbstreflexion: Welche Emotionen tauchen immer wieder auf?
- Akzeptiere, dass alte Emotionen Teil deines Prozesses sind, aber nicht deine Zukunft bestimmen müssen.

4.2 Körperliche Entgiftung für emotionale Befreiung

- Bewegung & Tanz: Setzt stagnierte Energie frei.
- Atmung: Bewusstes, tiefes Atmen hilft, Emotionen zu lösen.
- Körperarbeit: Massagen, Faszienarbeit oder Yoga unterstützen den Loslass-Prozess.

4.3 Energetische Reinigung

- Räuchern mit Salbei oder Palo Santo zur Klärung des Energiefeldes.
- Salzbäder zur Reinigung emotionaler Rückstände.
- Klangheilung mit tibetischen Klangschalen oder 432 Hz-Frequenzen.

4.4 Vergebungsrituale und Loslassen

- Schreibe einen Brief an deine Vergangenheit (und verbrenne ihn als Symbol des Loslassens).
- Ho'oponopono-Ritual: Eine alte hawaiianische Technik zur Vergebung.
- Geführte Visualisierungen: Stell dir vor, wie emotionale Altlasten sich auflösen.

5. Dein persönlicher Plan zur emotionalen Befreiung

5.1 Morgenroutine für emotionale Klarheit

- Meditatives Atmen und bewusstes Fühlen deiner Emotionen.
- Affirmationen zur Stärkung deines Selbstwerts.
- Bewegung oder Stretching zur Aktivierung deines Körpers.

5.2 Tagesbewusstsein: Detox für die Emotionen im Alltag

- Achtsamkeit für emotionale Trigger entwickeln.
- Negative Gedankenmuster hinterfragen und durch Positive ersetzen.
- Energievampire meiden und dich von toxischen Umfeldern distanzieren.

5.3 Abendritual zur emotionalen Klärung

- Journaling: Was hat dich emotional belastet und was kannst du loslassen?
- Sanfte Entspannungsübungen oder Meditation.
- Visualisierung einer lichtvollen, entlastenden Energie, die dein System reinigt.

Fazit: Emotionale Altlasten loslassen und in die Freiheit gehen

Emotionale Altlasten beeinflussen unser Wohlbefinden auf unsichtbare Weise, aber sie müssen uns nicht für immer begleiten. Durch bewusstes Erkennen, das Annehmen alter Emotionen und gezielte Methoden des Loslassens kannst du dich von belastenden Erinnerungen befreien und neue Leichtigkeit erfahren.

Bist du bereit, dich von dem Ballast der Vergangenheit zu lösen und in eine neue, emotionale Freiheit zu starten? Dann beginne heute mit einem kleinen Schritt und erlebe die kraftvolle Veränderung!

Für deine Notizen:

Kapitel 28:
EFT & NLP-Techniken zur emotionalen Reinigung

Emotionale Befreiung durch EFT & NLP

Emotionale Belastungen können unser tägliches Leben stark beeinflussen, indem sie unsere Gedanken, Gefühle und unser körperliches Wohlbefinden negativ prägen. Unverarbeitete Emotionen, tief verankerte Glaubenssätze und blockierende Ängste können dazu führen, dass wir uns gefangen oder handlungsunfähig fühlen.

Glücklicherweise gibt es effektive Methoden zur emotionalen Reinigung: EFT (Emotional Freedom Techniques) und NLP (Neuro-Linguistisches Programmieren). Diese beiden Techniken helfen dabei, emotionale Blockaden aufzulösen, negative Muster umzuprogrammieren und mehr innere Freiheit zu erlangen. In diesem Kapitel erfährst du, wie du EFT und NLP gezielt für deine emotionale Entgiftung einsetzen kannst.

1. Was ist EFT (Emotional Freedom Techniques)?

1.1 Grundlagen von EFT: Die Klopfakupressur für emotionale Heilung

EFT basiert auf der Idee, dass emotionale Blockaden im Energiesystem des Körpers gespeichert sind. Durch das sanfte Klopfen auf bestimmte Akupressur-Punkte, während man sich mental mit dem belastenden Thema verbindet, kann diese stagnierte Energie gelöst und neu ausgerichtet werden.

EFT wird oft als "psychologische Akupunktur" bezeichnet, da es Elemente der Traditionellen Chinesischen Medizin mit modernen psychologischen Prinzipien verbindet. Die Technik hilft:

- Stress und Angst zu reduzieren
- Traumatische Erinnerungen zu entladen
- Negative Glaubenssätze umzuprogrammieren
- Emotionale Klarheit und innere Ruhe zu gewinnen

1.2 Wie funktioniert EFT?

EFT kombiniert folgende drei Schritte:

1. **Fokussierung auf das emotionale Problem:** Man denkt bewusst an die belastende Emotion oder Erinnerung.

2. **Klopfen auf bestimmte Meridianpunkte:** Währenddessen werden sanft bestimmte Punkte am Körper beklopft.

3. **Gleichzeitig positive Umformulierung:** Negative Gedanken werden durch eine bewusste Neuformulierung ersetzt.

1.3 Die EFT-Klopfpunkte und ihre Bedeutung

Hier sind die wichtigsten Klopfpunkte und ihre Wirkung:

- Handkantenpunkt (Karate Chop): Setzt den Prozess in Gang, hilft bei Selbstakzeptanz.
- Augenbrauenpunkt: Löst Stress und unterdrückte Emotionen.
- Seitlich am Auge: Hilft bei Ängsten und negativen Gedankenmustern.
- Unter dem Auge: Reduziert Angstgefühle und emotionale Anspannung.
- Unter der Nase: Fördert emotionale Klarheit und Selbstwertgefühl.
- Kinnpunkt: Unterstützt das Loslassen alter Muster.
- Schlüsselbeinpunkt: Hilft, tiefsitzende Ängste und Unsicherheiten zu lösen.
- Unter dem Arm: Löst alte emotionale Erinnerungen.
- Scheitelpunkt (Krone des Kopfes): Fördert das energetische Gleichgewicht.

1.1 Schritt-für-Schritt-Anleitung zur EFT-Anwendung

1. Bestimme das emotionale Thema (z. B. "Ich fühle mich ständig gestresst").
2. Bewerte die emotionale Belastung auf einer Skala von 0 bis 10.
3. Formuliere eine Set-Up-Affirmation, z. B.:
   - „Auch wenn ich gestresst bin, liebe und akzeptiere ich mich so, wie ich bin."
4. Beginne das Klopfen an den Punkten, während du das Thema laut ansprichst.
5. Mache 2–3 Runden und beobachte, ob die emotionale Belastung sinkt.
6. Wiederhole den Prozess, bis sich Erleichterung einstellt.

2. Was ist NLP (Neuro-Linguistisches Programmieren)?

2.1 Grundlagen von NLP: Die Sprache des Geistes verändern

NLP ist eine Methode, die sich mit der Verbindung zwischen Sprache, Gedanken und Verhalten beschäftigt. Durch gezielte Techniken können alte Glaubensmuster aufgelöst und positive Denkweisen verankert werden.

NLP hilft:

- Negative Emotionen umzuprogrammieren
- Eingeschränkte Überzeugungen zu transformieren
- Ängste und Blockaden aufzulösen
- Das Selbstbewusstsein zu stärken

2.2 Die Rolle des Unterbewusstseins in NLP

Unser Unterbewusstsein steuert rund 95 % unserer täglichen Gedanken und Verhaltensweisen. Negative Erfahrungen oder Überzeugungen können sich tief einprägen und unbewusst unser Leben steuern. NLP-Techniken helfen dabei, diese alten Muster zu verändern und neue, stärkende Programme zu installieren.

2.3 Effektive NLP-Techniken zur emotionalen Reinigung

1. Reframing: Die Bedeutung eines Erlebnisses verändern

- Beispiel: Statt "Ich habe versagt" zu denken, kannst du umformulieren: "Ich habe eine wertvolle Erfahrung gemacht."
- Übung: Nimm eine negative Erinnerung und finde drei positive Aspekte daran.

2. Anker-Technik: Positive Emotionen bewusst abrufen

- Wähle eine kraftvolle Emotion (z. B. Selbstbewusstsein).
- Drücke sanft auf einen Punkt an deinem Körper (z. B. Handgelenk), während du diese Emotion spürst.
- Wiederhole dies regelmäßig, um diesen Punkt mit der positiven Emotion zu verknüpfen.

3. Swish-Technik: Negative Gedankenmuster umleiten

- Stelle dir ein negatives Bild vor (z. B. eine Angst-Situation).
- Ersetze es in deiner Vorstellung durch ein positives Bild.
- Wiederhole den Prozess, bis das positive Bild automatisch dominiert.

4. Timeline-Arbeit: Emotionale Wunden aus der Vergangenheit heilen

- Visualisiere eine „Zeitlinie" deines Lebens.
- Gehe gedanklich zu einem belastenden Erlebnis.
- Verändere die Emotion dazu, indem du dir eine heilsame Perspektive gibst.

3. EFT & NLP in Kombination für maximale Wirkung

EFT und NLP lassen sich wunderbar miteinander kombinieren:

- EFT klärt emotionale Blockaden auf körperlicher Ebene.
- NLP reprogrammiert das Unterbewusstsein und verankert neue Denkweisen.

3.1 Beispielanwendung: Stressbewältigung

1. EFT-Klopfen, um akuten Stress abzubauen.
2. NLP-Reframing, um die Perspektive auf die stressige Situation zu verändern.
3. Anker-Technik nutzen, um Gelassenheit gezielt abzurufen.

3.2 Beispielanwendung: Selbstwertgefühl stärken

1. EFT nutzen, um alte Selbstzweifel loszulassen.
2. Swish-Technik, um negative Gedanken durch positive zu ersetzen.
3. Affirmationen & NLP-Verankerung, um ein neues Selbstbild zu festigen.

4. Dein persönlicher EFT & NLP Detox-Plan

4.1 Morgendliche Routine für emotionale Klarheit

- 5 Minuten EFT-Klopfen für den perfekten Start.
- NLP-Affirmationen für innere Stärke.
- Visualisierung eines erfolgreichen Tages.

4.2 Tagesbewusstsein: Detox für Gedanken und Emotionen

- Bewusst negative Gedankenmuster erkennen und umformulieren.
- NLP-Anker nutzen, um Gelassenheit zu aktivieren.
- EFT zwischendurch anwenden, um Stress abzubauen.

4.3 Abendritual zur tiefen Entspannung

- Journaling zur Reflexion emotionaler Themen.
- EFT zur Klärung und Beruhigung.
- NLP-Zeitlinienarbeit zur Verarbeitung vergangener Erlebnisse.

Fazit: Befreie dich von emotionalen Blockaden mit EFT & NLP

EFT und NLP sind kraftvolle Werkzeuge, um emotionale Belastungen aufzulösen und ein neues, positives Lebensgefühl zu entwickeln. Indem du regelmäßig diese Techniken anwendest, kannst du dich von alten Mustern befreien und mehr Leichtigkeit, Klarheit und innere Balance erleben.

Kapitel 29:
Vergebung als Schlüssel zur Befreiung

Warum Vergebung essenziell für innere Heilung ist

Vergebung ist eines der machtvollsten Werkzeuge zur emotionalen Befreiung. Oft tragen wir alten Groll, Schuldgefühle oder Wut mit uns herum, ohne zu merken, wie sehr diese Emotionen uns belasten. Unvergebene Verletzungen binden uns an die Vergangenheit und können uns auf körperlicher, emotionaler und energetischer Ebene blockieren.

Doch Vergebung bedeutet nicht, dass wir das Verhalten anderer gutheißen oder unsere eigenen Verletzungen ignorieren. Es geht vielmehr darum, uns selbst aus dem Kreislauf von Schmerz und negativen Emotionen zu befreien. Dieses Kapitel zeigt dir, warum Vergebung so wichtig ist, wie sie dein Wohlbefinden beeinflusst und welche Techniken du nutzen kannnst, um dich von alten Lasten zu lösen.

1. Die wahre Bedeutung von Vergebung

1.1 Was Vergebung wirklich bedeutet

Vergebung wird oft missverstanden. Viele glauben, dass Vergebung bedeutet:

- Dass wir das Verhalten anderer entschuldigen.
- Dass wir vergessen, was geschehen ist.
- Dass wir wieder in Kontakt mit der betreffenden Person treten müssen.

Tatsächlich bedeutet Vergebung jedoch:

- Dich selbst von der Last des Schmerzes zu befreien.
- Energie zurückzugewinnen, die in der Vergangenheit feststeckt.
- Loszulassen, um Platz für Heilung und Wachstum zu schaffen.
- Mitgefühl für dich selbst und andere zu entwickeln.

1.2 Warum wir oft Schwierigkeiten mit Vergebung haben

Es gibt mehrere Gründe, warum wir am Groll festhalten:

- Wir glauben, dass Wut oder Groll uns schützt.
- Wir möchten den Schmerz nicht noch einmal fühlen.
- Unser Ego wehrt sich gegen das „Nachgeben".
- Wir haben nicht gelernt, wie Vergebung funktioniert.

Wenn wir jedoch Vergebung praktizieren, öffnen wir die Tür zu innerem Frieden und emotionaler Freiheit.

2. Die Auswirkungen von Unvergebenem auf dein Wohlbefinden

2.1 Emotionale Belastungen durch unverarbeitete Verletzungen

Wenn wir alten Schmerz oder Groll nicht loslassen, kann das negative Emotionen verstärken:

- Wut und Ärger können chronisch werden und zu innerer Unruhe führen.
- Trauer und Enttäuschung halten uns in der Vergangenheit gefangen.
- Schuldgefühle und Selbstvorwürfe hindern uns daran, Freude zu empfinden.

2.2 Körperliche Auswirkungen von Unvergebenem

Unverarbeitete Emotionen können sich auch im Körper manifestieren:

- Verdauungsprobleme: Emotionen wie Wut und Angst beeinflussen das Verdauungssystem.
- Herz-Kreislauf-Probleme: Langfristiger Groll kann das Risiko für Bluthochdruck erhöhen.
- Kopfschmerzen und Verspannungen: Emotionale Belastungen erzeugen oft Muskelanspannungen.

2.3 Energetische Blockaden durch Unversöhnlichkeit

- Das Herzchakra kann blockiert sein, was zu Beziehungsproblemen führt.
- Stagnierte Energie kann sich in Form von Müdigkeit oder Antriebslosigkeit äußern.
- Alte Verletzungen halten dich davon ab, neue, positive Erfahrungen zu machen.

3. Der Vergebungsprozess: Schritt für Schritt zur inneren Freiheit

3.1 Schritt 1: Akzeptiere deine Emotionen

- Erkenne deine Emotionen bewusst an, anstatt sie zu unterdrücken.
- Führe ein Tagebuch, in dem du deine Gedanken und Gefühle aufschreibst.
- Erkenne, dass es in Ordnung ist, verletzt oder wütend zu sein – es geht darum, diese Emotionen loszulassen.

3.2 Schritt 2: Die Perspektive verändern

- Frage dich: Welche Lektion steckt in dieser Erfahrung?
- Kannst du einen möglichen tieferen Sinn in der Situation erkennen?
- Versuche, die andere Person aus einer neutraleren Perspektive zu betrachten.

3.3 Schritt 3: Vergebung als Entscheidung treffen

- Vergebung ist ein bewusster Akt – du musst nicht „bereit" sein, sondern es einfach tun.
- Sage dir selbst: „Ich entscheide mich heute dafür, diesen Schmerz loszulassen."
- Wiederhole diesen Gedanken regelmäßig, bis du eine Veränderung spürst.

3.4 Schritt 4: Rituale zur Unterstützung des Vergebungsprozesses

1. Vergebungsmeditation

- Setze dich in einen ruhigen Raum.
- Atme tief ein und aus.
- Stelle dir die Person (oder dich selbst) vor und sage innerlich: „Ich vergebe dir und lasse dich los."
- Spüre die Erleichterung, die sich einstellt.

2. Der Vergebungsbrief

- Schreibe einen Brief an die Person (du musst ihn nicht abschicken!).
- Drücke all deine Gefühle aus, die du bisher nicht aussprechen konntest.
- Am Ende schreibe: „Ich entscheide mich, dich zu vergeben, um mich selbst zu befreien."
- Verbrenne den Brief symbolisch, um die alte Energie loszulassen.

3. Ho'oponopono – Das hawaiianische Vergebungsritual

Dieses Ritual hilft, emotionale Wunden auf tiefster Ebene zu heilen. Wiederhole folgende Sätze:

1. Ich vergebe mir. (dass ich diese Lektion notwendig gemacht habe)
2. Ich vergebe und danke dir. (dass du dich für mich vergeben hast, damit ich diese Erfahrung machen konnte)
3. Ich liebe mich und ich liebe dich.
4. Danke!

Diese einfache Technik kann tiefgreifende emotionale Heilung bewirken.

_____

_____

_____

_____

4. Dein persönlicher Vergebungs-Detox-Plan

4.1 Morgenroutine für emotionale Befreiung

- Beginne den Tag mit einer Dankbarkeitsübung.
- Atme bewusst und denke an eine Person, der du vergeben möchtest.
- Sage innerlich: „Heute entscheide ich mich für innere Freiheit."

4.2 Tagesbewusstsein: Achtsamkeit für Vergebung entwickeln

- Beobachte deine Emotionen und erkenne, wenn du Groll verspürst.
- Verwende NLP-Techniken wie Reframing, um Situationen anders zu sehen.
- Wende EFT-Klopftechniken an, um emotionale Anspannung abzubauen.

4.3 Abendritual zur emotionalen Reinigung

- Schreibe auf, welche Emotionen du heute loslassen möchtest.
- Mache eine kurze Vergebungsmeditation.
- Visualisiere, wie du alte Lasten aus deinem Herzen entlässt.

Fazit: Befreie dein Herz durch Vergebung

Vergebung ist kein einmaliger Akt, sondern ein Prozess. Je mehr du lernst, alte Verletzungen loszulassen, desto leichter und freier wirst du dich fühlen.

Denke daran: Du vergibst nicht für die andere Person – du vergibst für dich selbst, um wieder in Frieden zu sein.

Bist du bereit, dein Herz von alten Lasten zu befreien? Dann beginne heute mit einer kleinen Vergebungsübung und spüre, wie sich dein Leben transformiert!

Für deine Notizen:

_____

_____

_____

_____

_____

_____

Kapitel 30:
Digitale Detox-Strategien für mehr Klarheit

Warum ein digitaler Detox wichtig ist

Unsere moderne Welt ist stark von digitalen Medien geprägt. Smartphones, soziale Netzwerke und endlose Informationsfluten bestimmen unseren Alltag. Während Technologie viele Vorteile bringt, kann sie auch Stress, Überreizung und mentale Erschöpfung verursachen. Ständiger Konsum digitaler Inhalte lenkt uns ab, senkt unsere Konzentration und beeinflusst unser emotionales Wohlbefinden negativ.

Ein digitaler Detox ist der bewusste Verzicht oder die Reduzierung von digitalen Medien, um Klarheit, Ruhe und geistige Erholung zu fördern. In diesem Kapitel erfährst du, wie du deine Bildschirmzeit bewusst reduzieren kannst, um mehr mentale Freiheit zu gewinnen.

1. Die unsichtbare Belastung durch digitale Medien

1.1 Wie digitale Reizüberflutung unser Gehirn beeinflusst

Jedes Mal, wenn wir auf unser Smartphone schauen oder durch soziale Netzwerke scrollen, wird unser Gehirn mit Dopamin belohnt. Diese ständige Reizüberflutung hat mehrere Auswirkungen:

- Konzentrationsprobleme: Multitasking und ständige Ablenkungen machen es schwer, fokussiert zu bleiben.
- Erhöhte Stresslevel: Permanente Erreichbarkeit kann zu einem Gefühl der Überlastung führen.
- Schlafstörungen: Blaulicht von Bildschirmen beeinträchtigt die Melatonin-Produktion.
- Vergleichsdenken: Soziale Medien fördern das Gefühl, nicht genug zu sein.

1.2 Die psychologische Wirkung von Social Media

Plattformen wie Instagram, TikTok oder Facebook sind so gestaltet, dass sie süchtig machen. Die wichtigsten Mechanismen sind:

- Unendliches Scrollen: Algorithmen sorgen dafür, dass immer neue Inhalte erscheinen.
- Likes und Kommentare: Bestätigungen durch andere führen zu einer Abhängigkeit.
- Vergleichsdenken: Perfekt inszenierte Bilder erzeugen unrealistische Erwartungen an das eigene Leben.

1.3 Negative Folgen von übermäßigem Medienkonsum

- Mentale Erschöpfung und Angstzustände
- Produktivitätsverlust durch Ablenkung

- Schwierigkeiten, echte Beziehungen zu pflegen
- Emotionale Abhängigkeit von Social-Media-Bestätigung

2. Strategien für einen erfolgreichen digitalen Detox

2.1 Bewusstes Medienfasten: Wie du deine Bildschirmzeit reduzierst

- Zeitlimits setzen: Nutze Apps, die deine tägliche Nutzungszeit für soziale Netzwerke beschränken.
- Bildschirmfreie Zonen einrichten: Verbanne das Smartphone aus dem Schlafzimmer oder vom Esstisch.
- Pausen einplanen: Setze feste Zeiten für digitale Auszeiten (z. B. kein Social Media nach 20 Uhr).
- Push-Benachrichtigungen deaktivieren: Reduziert Ablenkungen und die ständige Versuchung, aufs Handy zu schauen.

2.2 Digital Detox-Routinen für mehr mentale Klarheit

Morgenroutine ohne Smartphone:

- Die ersten 30–60 Minuten des Tages ohne digitale Medien verbringen.
- Stattdessen meditieren, Tagebuch schreiben oder Bewegung in den Morgen integrieren.

Bewusstes Arbeiten:

- Nutze die Pomodoro-Technik: 25 Minuten konzentriertes Arbeiten, dann 5 Minuten Pause.
- Aktiviere den Nicht-stören-Modus, um Ablenkungen zu vermeiden.

Abendliche Digital-Entgiftung:

- Mindestens 1 Stunde vor dem Schlafen Bildschirmzeit vermeiden.
- Bücher lesen oder Journaling als Alternative.
- Warme Farben (z. B. Kerzenlicht) statt greller Bildschirme.

2.3 Minimalismus in der digitalen Welt

- Apps und Abos reduzieren: Nur die notwendigsten Anwendungen behalten.
- E-Mail-Konsum einschränken: Bestimmte Zeiten für das Checken von E-Mails festlegen.
- Digitale Aufräumaktionen: Regelmäßig ungenutzte Apps, Abos und Kontakte bereinigen.

3. Der Einfluss eines digitalen Detox auf dein Wohlbefinden

3.1 Mehr mentale Klarheit und Fokus

- Weniger Ablenkung = bessere Konzentration und Produktivität.
- Freier Kopf für kreative Ideen und tiefere Reflexion.
- Weniger Gedankensprünge und mehr innere Ruhe.

3.2 Verbesserte emotionale Balance

- Mehr Zeit für echte zwischenmenschliche Beziehungen.
- Weniger Stress durch ständige Informationsflut.
- Gesteigertes Selbstwertgefühl durch weniger Social-Media-Vergleich.

3.3 Bessere Schlafqualität

- Weniger Blaulicht = bessere Melatonin-Produktion.
- Ruhigere Gedanken vor dem Schlafengehen.
- Tieferer, erholsamerer Schlaf.

4. Dein persönlicher Digital Detox-Plan

4.1 Morgenroutine für einen klaren Geist

- Kein Handy in den ersten 30 Minuten nach dem Aufwachen.
- Bewusst atmen oder meditieren.
- Notiere drei Dinge, die du heute ohne digitale Ablenkung tun möchtest.

4.2 Tagesbewusstsein für gesunde Mediennutzung

- Nutze Social Media nur zu festen Zeiten.
- Ersetze sinnloses Scrollen mit einer Offline-Aktivität.
- Bewusst entscheiden, welche Inhalte du konsumierst.

4.3 Abendritual für einen erholsamen Schlaf

- 60 Minuten vor dem Schlafen Bildschirmzeit beenden.
- Elektronische Geräte aus dem Schlafzimmer verbannen.
- Bücher lesen oder Achtsamkeitsübungen machen.

Fazit: Die Macht der digitalen Entgiftung

Ein digitaler Detox ist kein vollständiger Verzicht auf Technologie, sondern ein bewusster Umgang damit. Indem du digitale Reizüberflutung reduzierst, schaffst du mehr mentale Klarheit, emotionale Ausgeglichenheit und innere Ruhe.

Bist du bereit für deine digitale Entgiftung? Dann starte heute mit einer kleinen Veränderung – dein Geist wird es dir danken!

Für deine Notizen:

Kapitel 31:
Wie du dich von Informations-Overload befreist

Warum Informations-Overload unser Denken blockiert

Wir leben in einer Zeit des Überflusses an Informationen. Täglich prasseln unzählige Nachrichten, E-Mails, Social-Media-Posts und Online-Artikel auf uns ein. Während Wissen und Information wertvolle Ressourcen sind, kann eine zu große Menge an Input unser Gehirn überlasten. Dies führt oft zu Stress, Konzentrationsproblemen und einem Gefühl der mentalen Erschöpfung.

Ein bewusster Umgang mit Informationen hilft uns, Klarheit zu gewinnen, unsere mentale Energie gezielt zu nutzen und bewusste Entscheidungen zu treffen. In diesem Kapitel lernst du, wie du Informations-Overload erkennst, reduzierst und Strategien entwickelst, um dienen Geist zu entlasten.

1. Wie Informations-Overload entsteht und unser Gehirn beeinflusst

1.1 Die tägliche Informationsflut

Unser Gehirn ist nicht darauf ausgelegt, täglich Tausende von Nachrichten, Videos, Kommentaren und Nachrichten zu verarbeiten. Doch moderne Technologien und digitale Medien konfrontieren uns mit einer überwältigenden Menge an Daten:

- E-Mails und Nachrichten: Ständige Benachrichtigungen aus Arbeit und Privatleben.
- Social Media: Endlose Feeds mit Beiträgen, Trends und Meinungen.
- Nachrichtenportale: Dauerhafte Updates über Krisen, Konflikte und Ereignisse weltweit.
- Werbung und Content-Marketing: Ständige Reizüberflutung durch Werbung und Verkaufsstrategien.

1.2 Die Auswirkungen auf dein Gehirn

Ein Übermaß an Informationen kann:

- Die kognitive Verarbeitung überlasten, was zu schlechteren Entscheidungen führt.
- Mentale Erschöpfung erzeugen, da unser Gehirn ständig versucht, relevante von irrelevanten Informationen zu trennen.
- Stress und Angst verstärken, besonders wenn die Inhalte emotional aufgeladen sind.
- Schlafstörungen verursachen, da das Gehirn nicht zur Ruhe kommt.

1.3 Warnzeichen für Informations-Overload

- Du fühlst dich überfordert und kannst keine klaren Entscheidungen treffen.
- Du hast Schwierigkeiten, dich zu konzentrieren oder Informationen zu behalten.
- Du springst von einer Informationsquelle zur nächsten, ohne echten Mehrwert zu gewinnen.
- Dein Kopf fühlt sich „voll" an und du hast Probleme, abzuschalten.

2. Strategien zur Reduzierung von Informations-Overload

2.1 Bewusstes Filtern von Informationen

- Setze klare Prioritäten: Welche Informationen sind wirklich relevant für dich?
- Begrenze die Anzahl der Nachrichtenquellen: Statt 10 verschiedene Websites zu besuchen, wähle 1-2 vertrauenswürdige Quellen.
- Nutze gezielte Suchanfragen: Vermeide unkontrolliertes Scrollen, sondern suche gezielt nach den Informationen, die du brauchst.
- Abonniere nur sinnvolle Newsletter: Lösche Abos, die dich nicht weiterbringen.

2.2 Digitale Informationspausen einlegen

- Medienfasten: Plane bewusste Zeiten ein, in denen du keine Nachrichten konsumierst.
- Bildschirmfreie Zeiten: Reduziere Zeit vor dem Bildschirm, besonders morgens und abends.
- Offline-Zeiten für Fokus und Kreativität: Nutze bewusst Zeiten ohne Internet für tiefergehende Reflexionen.

2.3 Qualität vor Quantität: Weniger, aber gezielter konsumieren

- Nutze „Deep Reading" statt oberflächlichem Scrollen: Lies bewusst tiefgehende Artikel oder Bücher anstatt ständig kurze News-Snippets.
- Beschränke Social-Media-Zeit: Reduziere deinen täglichen Konsum und nutze Social Media gezielt.
- Hinterfrage Informationen kritisch: Nicht jede Nachricht ist relevant oder wahr – trainiere dein Bewusstsein für wichtige Inhalte.

3. Mentale Entgiftung von Informations-Overload

3.1 Journaling zur geistigen Klärung

- Tägliche Gedanken aus dem Kopf bringen: Schreibe deine wichtigsten Erkenntnisse auf.
- Gedanken priorisieren: Notiere, welche Informationen wirklich wertvoll sind.
- Informations-Diät planen: Setze dir bewusst Regeln für den Konsum.

3.2 Achtsamkeitstechniken für einen klaren Kopf

- Meditation zur Beruhigung des Geistes.
- Atemübungen, um Reizüberflutung zu reduzieren.
- Naturaufenthalte für mentale Entlastung.

3.3 Körperliche Aktivitäten zur mentalen Entlastung

- Sport oder Bewegung hilft, den Kopf freizubekommen.
- Yoga oder Stretching unterstützt die geistige Entspannung.
- Spaziergänge ohne digitale Geräte fördern kreative Gedanken.

4. Dein persönlicher Plan zur Befreiung von Informations-Overload

4.1 Morgenroutine für einen klaren Geist

- Die ersten 30 Minuten ohne Smartphone oder Nachrichten verbringen.
- Bewusst mit positiver Reflexion in den Tag starten.
- Ein Ziel für den Tag setzen, das sich nicht auf digitale Inhalte bezieht.

4.2 Tagesbewusstsein für gesunde Informationsaufnahme

- Bewusst Nachrichten-Check auf maximal zweimal täglich begrenzen.
- Kein Multitasking bei der Informationsaufnahme.
- Social Media bewusst nur für wertvollen Content nutzen.

4.3 Abendritual zur mentalen Entlastung

- Journaling nutzen, um den Tag zu reflektieren.
- Nachrichten und Social Media mindestens eine Stunde vor dem Schlafen vermeiden.
- Eine bewusst gewählte Offline-Aktivität als Abendritual etablieren.

Fazit: Befreie deinen Geist von Informations-Overload

Ein Übermaß an Informationen kann unser Denken blockieren und unsere Lebensqualität beeinträchtigen. Indem du bewusst den Konsum von digitalen Inhalten reduzierst, dein Gehirn entlastest und gezielt Informationspausen einbaust, kannst du mehr mentale Klarheit gewinnen.

Bist du bereit, dich von der Informationsflut zu befreien? Dann beginne mit kleinen Schritten und erlebe, wie dein Geist ruhiger, klarer und fokussierter wird!

Für deine Notizen:

Kapitel 32:
Strategien für gesunde Bildschirmzeiten und Social-Media-Konsum

Warum bewusster Medienkonsum wichtig ist

In unserer modernen digitalen Welt sind Smartphones, Tablets und Computer allgegenwärtig. Sie erleichtern den Zugang zu Wissen, Unterhaltung und sozialen Kontakten – doch sie können auch zu Abhängigkeit, Stress und mentaler Erschöpfung führen. Unkontrollierte Bildschirmzeiten und Social-Media-Nutzung beeinflussen unser Denken, unsere Emotionen und sogar unsere körperliche Gesundheit.

Ein bewusster Umgang mit digitalen Medien kann dabei helfen, Ablenkung zu reduzieren, die Konzentration zu verbessern und ein gesünderes Gleichgewicht zwischen Online- und Offline-Welt zu schaffen. In diesem Kapitel lernst du, wie du deine Bildschirmzeit sinnvoll reduzierst und Social Media bewusst nutzt, ohne dich von den negativen Auswirkungen beeinflussen zu lassen.

1. Die Auswirkungen übermäßiger Bildschirmzeiten auf Körper und Geist

1.1 Wie Bildschirme unser Gehirn beeinflussen

Jeder Blick auf den Bildschirm aktiviert unser Belohnungssystem. Besonders soziale Medien sind darauf programmiert, unsere Aufmerksamkeit möglichst lange zu binden. Dies führt oft zu:

- Verminderter Konzentrationsfähigkeit: Ständige Benachrichtigungen und Ablenkungen machen es schwer, sich zu fokussieren.
- Erhöhten Stresslevels: Zu viele Informationen überfordern unser Gehirn und erzeugen Unruhe.
- Schlechterem Gedächtnis: Multitasking zwischen verschiedenen Apps kann die Fähigkeit, Informationen zu verarbeiten, reduzieren.

1.2 Körperliche Auswirkungen übermäßiger Bildschirmzeiten

- Schlafstörungen: Das Blaulicht von Bildschirmen hemmt die Produktion von Melatonin, dem Schlafhormon.
- Kopf- und Nackenschmerzen: Häufiges Nach-unten-Schauen auf das Smartphone belastet die Wirbelsäule.
- Trockene Augen: Längeres Starren auf Bildschirme reduziert die Blinzelfrequenz und führt zu Augenbelastung.

1.3 Emotionale und soziale Folgen

- Vergleichsdenken: Inszenierte Inhalte in sozialen Medien können zu Selbstzweifeln führen.
- FOMO (Fear of Missing Out): Die Angst, etwas online zu verpassen, verstärkt die ständige Nutzung.
- Reduzierte zwischenmenschliche Beziehungen: Direkte soziale Interaktionen werden durch digitale Kommunikation ersetzt.

2. Strategien zur Reduzierung der Bildschirmzeit

2.1 Bewusster Umgang mit digitalen Geräten

- Bildschirmzeit-Tracker nutzen: Apps wie „Digital Wellbeing" oder „Screen Time" helfen, den Konsum zu überwachen.
- Handy-freie Zonen einrichten: Keine Smartphones im Schlafzimmer oder während gemeinsamer Mahlzeiten.
- Push-Benachrichtigungen deaktivieren: So wirst du nicht ständig aus deinen Aktivitäten gerissen.
- Farben auf dem Handy reduzieren: Ein schwarz-weißes Display macht Social Media weniger attraktiv.

2.2 Die 20-20-20-Regel gegen Augenbelastung

- Alle 20 Minuten eine Pause machen.
- 20 Sekunden lang auf einen Punkt in 20 Fuß (ca. 6 Meter) Entfernung schauen.
- Dabei mehrmals bewusst blinzeln, um trockene Augen zu verhindern.

2.3 Offline-Zeiten bewusst einplanen

- „No-Screen-Zone" am Morgen: Starte den Tag ohne Handy oder Computer.
- Bildschirmfreie Stunde vor dem Schlafengehen: Stattdessen lesen, meditieren oder ein Tagebuch schreiben.
- Digitale Detox-Tage: Einen Tag pro Woche bewusst offline verbringen.

Für deine Notizen:

_____

_____

_____

_____

3. Gesunder Social-Media-Konsum: Wie du die Kontrolle zurückgewinnst

3.1 Qualität statt Quantität: Weniger, aber bewusster konsumieren

- Unfollow-Regel: Entfolge Accounts, die dir keinen Mehrwert bieten oder dich negativ beeinflussen.
- Gezielte Nutzung: Setze dir eine bewusste Zeit für Social Media (z. B. 30 Minuten pro Tag).
- Poste und konsumiere mit Intention: Nutze Social Media für Austausch und Inspiration statt passiven Konsum.

3.2 Die „Zwei-Sekunden-Regel" zur Vermeidung von Ablenkung

- Bevor du eine Social-Media-App öffnest, frage dich: Warum gehe ich gerade online?
- Warte zwei Sekunden und überlege, ob es wirklich notwendig ist oder nur aus Gewohnheit geschieht.

3.3 Social Media bewusst als Werkzeug nutzen

- Nutze Plattformen gezielt für deine Interessen (z. B. Lernen, Inspiration, Business).
- Ersetze Social Media durch echte soziale Interaktionen.
- Vermeide toxische Diskussionen: Wähle bewusst aus, mit welchen Inhalten du dich beschäftigst.

4. Mentale Entlastung durch bewusste Bildschirmzeiten

4.1 Digital Detox für den Geist

- Morgens ohne Handy starten: Setze eine feste „Handyfreie Zeit" nach dem Aufwachen.
- Bewusst digitale Inhalte konsumieren: Frage dich: „Hilft mir das gerade weiter?"
- Vermeide exzessives Multitasking: Konzentriere dich auf eine Aufgabe zur Zeit.

4.2 Meditation und Achtsamkeit gegen digitale Überlastung

- Geführte Meditationen für mentale Klarheit nutzen.
- Tägliche Atemübungen zur Entspannung einbauen.
- Dankbarkeitstagebuch führen, um Fokus auf das Hier und Jetzt zu lenken.

4.3 Sport und Natur als digitale Alternative

- Regelmäßige Bewegung hilft, den Geist zu klären.
- Naturaufenthalte verbessern mentale und körperliche Gesundheit.
- Ein Hobby ohne digitale Geräte etablieren (z. B. Malen, Musik, Gartenarbeit).

5. Dein persönlicher Plan für gesunde Bildschirmzeiten

5.1 Morgenroutine für einen klaren Start

- Starte den Tag ohne Social Media oder Nachrichten.
- Nutze die erste Stunde für Bewegung oder Reflexion.
- Setze eine klare Intention für den Tag.

5.2 Bewusstes Medienverhalten während des Tages

- Nutze Social Media und Nachrichten gezielt und zeitlich begrenzt.
- Setze Fokuszeiten, in denen du ohne Ablenkung arbeitest.
- Schalte unnötige Benachrichtigungen aus.

5.3 Abendritual für gesunden Schlaf

- Mindestens eine Stunde vor dem Schlafengehen Bildschirmzeit beenden.
- Stattdessen lesen, meditieren oder Musik hören.
- Dankbarkeitsübungen oder Journaling für mentale Entlastung.

Fazit: Die richtige Balance zwischen digitaler Welt und echtem Leben

Ein bewusster Umgang mit Bildschirmzeit und Social Media verbessert nicht nur deine Konzentration und dein Wohlbefinden, sondern auch deine Lebensqualität. Durch gezielte Strategien kannst du digitale Medien sinnvoll nutzen, ohne dich von ihnen kontrollieren zu lassen.

Bist du bereit, deine digitale Balance zu finden? Dann beginne heute mit einer bewussten Veränderung und spüre, wie sich dein Geist klärt!

Kapitel 33:
Das Silent-Mind-Ritual - Ein Tag in absoluter Stille

Die Kraft der Stille für Geist und Seele

Unsere Welt ist voller Lärm – sei es durch digitale Medien, Gespräche oder die ständige Informationsflut. Unser Geist ist selten wirklich still, denn selbst wenn es um uns herum ruhig ist, sind unsere Gedanken oft rastlos. Ein Tag in absoluter Stille kann daher eine tiefgreifende Erfahrung sein, die uns hilft, unsere innere Balance wiederzufinden, mentale Klarheit zu gewinnen und unsere emotionale Resilienz zu stärken.

Das **Silent-Mind-Ritual** ist ein bewusst gestalteter Tag ohne äußere Ablenkungen, Gespräche oder digitale Reize. Es ist eine Gelegenheit, sich ganz auf das eigene Sein zu konzentrieren, die innere Stimme wahrzunehmen und das Gedankenkarussell zur Ruhe zu bringen. In diesem Kapitel lernst du, wie du diesen Tag vorbereitest, durchführst und die positiven Effekte in deinen Alltag integrierst.

1. Warum Stille so kraftvoll ist

1.1 Die Auswirkungen von Lärm und Reizüberflutung

Unser Gehirn ist ständig damit beschäftigt, Reize zu verarbeiten. Hintergrundgeräusche, Nachrichten, Gespräche und Social Media hinterlassen Spuren in unserem Geist. Diese permanente Reizüberflutung kann:

* Die Konzentration schwächen und zu mentaler Erschöpfung führen.
* Chronischen Stress fördern und das Nervensystem überlasten.
* Emotionale Unruhe und ein Gefühl der Getriebenheit erzeugen.

1.2 Die heilende Wirkung der Stille

Studien zeigen, dass bewusste Stille folgende Vorteile hat:

* Reduzierung von Stresshormonen: Der Cortisolspiegel sinkt, und der Körper kann sich regenerieren.
* Stärkung der Kreativität: Ein ruhiger Geist kann neue Ideen und Perspektiven entwickeln.
* Erhöhte Selbstwahrnehmung: Ohne Ablenkung können Emotionen und Gedanken bewusst wahrgenommen und verarbeitet werden.
* Bessere Schlafqualität: Ein ruhiger Geist findet schneller in eine tiefe, erholsame Ruhe.

2. Vorbereitung auf das Silent-Mind-Ritual

2.1 Einen geeigneten Tag wählen

- Wähle einen Tag, an dem du keine beruflichen oder sozialen Verpflichtungen hast.
- Informiere Familie und Freunde im Voraus, dass du an diesem Tag nicht erreichbar bist.
- Schaffe dir einen Raum, in dem du ungestört sein kannst.

2.2 Regeln für den Tag der Stille

- Keine Gespräche oder verbale Kommunikation.
- Kein Telefon, keine sozialen Medien, keine Nachrichten.
- Keine Musik oder andere externe Ablenkungen.
- Einfache, bewusste Tätigkeiten ohne Zeitdruck.

2.3 Gestaltung des Raumes

- Schaffe eine beruhigende Umgebung mit Pflanzen, natürlichen Materialien und sanftem Licht.
- Bereite einen gemütlichen Sitzplatz für Meditation oder Reflexion vor.
- Entferne elektronische Geräte oder schalte sie bewusst aus.

3. Ablauf eines Tages in absoluter Stille

3.1 Morgendliche Einstimmung

- Frühes Aufwachen: Starte den Tag mit sanftem Licht und achtsamer Bewegung.
- Meditation oder bewusste Atmung: 10–20 Minuten ruhiges Sitzen und Atmen helfen, den Geist zu klären.
- Intention setzen: Schreibe auf, was du dir von diesem Tag erhoffst.

3.2 Vormittag: Innere Stille kultivieren

- Achtsame Bewegung: Yoga, Dehnen oder ein Spaziergang in der Natur.
- Langsames, bewusstes Frühstück: Genieße jede Mahlzeit achtsam ohne Ablenkung.
- Journaling: Schreibe Gedanken oder Gefühle auf, die hochkommen.

_____

_____

_____

3.3 Mittag: Tiefer in die Stille eintauchen

- Geführte oder stille Meditation: Konzentriere dich auf den Atem oder lasse Gedanken kommen und gehen.
- Bewusstes Nichtstun: Erlaube dir einfach zu sein, ohne etwas „tun zu müssen".
- Naturverbindung: Ein Spaziergang ohne Ziel oder Ablenkung stärkt das Bewusstsein für den Moment.

3.4 Nachmittag: Reflexion und kreative Zeit

- Kreativer Ausdruck: Schreiben, Malen oder eine andere meditative Tätigkeit.
- Selbstbeobachtung: Welche Emotionen oder Gedanken tauchen auf?
- Tiefes Atmen: Atemübungen helfen, weiter in die Stille zu sinken.

3.5 Abend: Abschluss des Rituals

- Dankbarkeitsritual: Schreibe drei Dinge auf, die du aus diesem Tag mitnimmst.
- Sanfte Dehnung oder Meditation zum Abschluss.
- Frühes Schlafengehen für tiefe Erholung.

4. Die Integration der Stille in den Alltag

Ein Tag in absoluter Stille kann tiefgreifende Erkenntnisse und Erneuerung bringen. Doch wie kannst du diese Erfahrung nachhaltig in dein Leben integrieren?

4.1 Tägliche Mini-Stille-Momente einbauen

- 5 Minuten morgens in Stille sitzen, bevor der Tag beginnt.
- Handy-freie Zeiten während des Tages einplanen.
- Achtsame Spaziergänge ohne Musik oder Podcasts genießen.

4.2 Wöchentliche Stille-Rituale einführen

- Einmal pro Woche eine Stunde absolute Ruhe einplanen.
- Eine „stille Mahlzeit" genießen, ohne Gespräche oder Ablenkung.
- Ein regelmäßiger „Silent-Sunday" als Ruhepol.

4.3 Meditation und Atemtechniken als Anker nutzen

- Tägliche Meditationen helfen, den Geist klar und ruhig zu halten.
- Pranayama-Atemtechniken unterstützen die innere Balance.

5. Dein persönlicher Silent-Mind-Plan

5.1 Vorbereitung auf den ersten Stille-Tag

- Wähle ein Datum für dein erstes Silent-Mind-Ritual.
- Bereite deinen Raum vor und informiere dein Umfeld.
- Notiere deine Intention für diesen Tag.

5.2 Ablauf deines ersten Stille-Tages

- Starte sanft in den Tag mit Meditation und Atemübungen.
- Vermeide jegliche Ablenkungen und bleibe bewusst bei dir.
- Notiere abends deine Erfahrungen und Erkenntnisse.

5.3 Langfristige Integration der Stille in dein Leben

- Plane regelmäßige stille Momente in deinen Alltag ein.
- Entwickle eine tägliche Meditations- oder Achtsamkeitspraxis.
- Reduziere bewusst digitale Ablenkungen und äußeren Lärm.

Fazit: Die Stille als Schlüssel zu Klarheit und innerem Frieden

In einer lauten und hektischen Welt kann ein Tag in absoluter Stille eine tief transformierende Erfahrung sein. Die bewusste Reduktion von äußeren Reizen ermöglicht es, in die eigene Mitte zu finden, emotionale Blockaden zu lösen und mit neuer Klarheit durchs Leben zu gehen.

Bist du bereit, die heilende Kraft der Stille zu erfahren? Dann plane deinen ersten Silent-Mind-Tag und erlebe, wie tiefe Ruhe und Klarheit dein Leben bereichern können.

TEIL 2: SOUL DETOX
Befreie deine Seele und entfalte dein wahres Selbst

Die Reinigung der Seele als Weg zur Selbstverwirklichung

Während Körper und Geist regelmäßig Aufmerksamkeit und Pflege erhalten, wird die Seele oft vernachlässigt. Dabei sind emotionale Altlasten, unverarbeitete Erfahrungen und spirituelle Blockaden oft die tiefsten Ursachen für Unzufriedenheit, Orientierungslosigkeit und das Gefühl, „festzustecken". Ein Soul Detox hilft dir, alte Belastungen loszulassen, dich neu auszurichten und dein wahres Selbst zu entfalten.

In diesem Kapitel erfährst du, wie du deine Seele von emotionalen, energetischen und spirituellen Blockaden befreien kannst. Durch gezielte Rituale, Reflexionen und innere Arbeit kannst du dich wieder mit deiner tiefsten Essenz verbinden und ein Leben in innerem Frieden, Klarheit und Freude führen.

1. Warum ein Soul Detox essenziell ist

1.1 Die unsichtbaren Belastungen der Seele

Viele emotionale und spirituelle Blockaden entstehen über Jahre hinweg unbewusst und wirken sich subtil auf unser Leben aus. Dazu gehören:

- Unverarbeitete Emotionen: Unterdrückte Trauer, Wut oder Angst, die uns unbewusst beeinflussen.
- Negative Glaubenssätze: Limitierende Überzeugungen wie „Ich bin nicht gut genug" oder „Ich darf nicht glücklich sein".
- Energetische Blockaden: Stagnierte Lebensenergie durch emotionale oder spirituelle Disharmonie.
- Vergangene Verletzungen: Enttäuschungen, Zurückweisungen oder Traumata, die immer noch nachwirken.

1.2 Die Auswirkungen einer belasteten Seele

Eine „toxische" Seele kann unser gesamtes Leben beeinflussen:

- Emotionale Unausgeglichenheit: Stimmungsschwankungen, Wut oder innere Unruhe.
- Physische Symptome: Müdigkeit, Antriebslosigkeit oder Verspannungen ohne ersichtlichen Grund.
- Fehlende Lebensfreude: Gefühl der Leere, das selbst durch äußere Erfolge nicht gefüllt werden kann.
- Blockierte Intuition: Schwierigkeit, Entscheidungen zu treffen oder der eigenen inneren Stimme zu vertrauen.

2. Die drei Säulen des Soul Detox

2.1 Emotionale Reinigung: Alte Wunden heilen

Die emotionale Reinigung ist der erste Schritt, um die Seele zu befreien. Methoden zur Heilung alter Verletzungen sind:

- Journaling: Schreibe über belastende Emotionen und erkenne die zugrunde liegenden Muster.
- Vergebungsrituale: Vergib dir selbst und anderen, um emotionale Blockaden zu lösen.
- EFT-Klopftechnik: Löse negative Emotionen durch gezielte Klopfakupressur.

2.2 Energetische Reinigung: Die Seele von Fremdenergien befreien

Oft tragen wir Energien von anderen Menschen oder Orten mit uns, die nicht zu uns gehören. Energetische Reinigung hilft, diese Fremdenergien loszulassen:

- Salzbäder: Klären dein Energiefeld und lösen emotionale Spannungen.
- Räucherrituale mit Salbei oder Palo Santo: Entfernen stagnierte Energie aus deinem Umfeld.
- Kristallarbeit: Amethyst, Bergkristall oder Selenit helfen, die Aura zu reinigen.

2.3 Spirituelle Neuausrichtung: Dein wahres Selbst entfalten

Sobald emotionale und energetische Blockaden gelöst sind, kann die Seele sich frei entfalten. Methoden zur spirituellen Neuausrichtung:

- Meditation & Achtsamkeit: Verbindung mit deiner inneren Weisheit stärken.
- Visualisierung deines höchsten Selbst: Stelle dir vor, wie du dein volles Potenzial lebst.
- Seelenverbindung durch Natur: Spaziergänge, Sonnenaufgänge oder bewusstes Erleben der Elemente.

3. Rituale für einen tiefgehenden Soul Detox

3.1 Das Loslass-Ritual: Befreie dich von emotionalem Ballast

1. Schreibe alles auf, was du loslassen möchtest (negative Gedanken, Emotionen, Situationen).
2. Lies die Liste laut vor und erkenne, dass du diese Dinge nicht mehr brauchst.
3. Verbrenne das Papier als Symbol des endgültigen Loslassens.
4. Schließe mit einer positiven Affirmation ab: „Ich erlaube mir, frei zu sein."

3.2 Seelenreise: Die Verbindung zu deinem höheren Selbst

1. Setze dich in einen ruhigen Raum, schließe die Augen und atme tief ein.
2. Visualisiere einen Lichtstrahl, der dich mit deiner Seele verbindet.
3. Stelle dir vor, wie du deinem höheren Selbst begegnest.
4. Stelle Fragen zu deinem Lebensweg und empfange intuitive Antworten.

3.3 Klangheilung: Die Seele durch Frequenzen befreien

*   432 Hz Musik: Fördert Harmonie und Heilung.
*   Klangschalen: Reinigen energetische Blockaden.
*   Chanten oder Mantras: Schwingen mit der Frequenz der Seele und erzeugen innere Klarheit.

4. Integration des Soul Detox in den Alltag

4.1 Morgenroutine für seelische Klarheit

*   5 Minuten Stille: Den Tag achtsam beginnen.
*   Dankbarkeitsjournal: Jeden Morgen drei Dinge notieren, für die du dankbar bist.
*   Bewusstes Atmen: Tief durchatmen und sich innerlich auf einen friedvollen Tag ausrichten.

4.2 Tagesbewusstsein: Detox für die Seele im Alltag

*   Vermeide negative Menschen oder toxische Umgebungen.
*   Höre bewusst auf deine Intuition bei Entscheidungen.
*   Erlaube dir, authentisch zu sein und deine Wahrheit zu leben.

4.3 Abendritual zur seelischen Reinigung

*   Energetische Reinigung mit Salzwasser oder Räucherwerk.
*   Reflexion des Tages: Welche Erkenntnisse hast du gewonnen?
*   Dankbarkeit ausdrücken: Schreibe auf, was an diesem Tag schön war.

_____

_____

_____

_____

5. Dein persönlicher Soul Detox-Plan

5.1 Vorbereitung auf deinen ersten Soul Detox-Tag

- Wähle einen Tag für deine innere Reinigung.
- Plane Zeit für Reflexion, Stille und heilende Rituale ein.
- Notiere deine Intention: Was möchtest du loslassen? Was möchtest du empfangen?

5.2 Ablauf deines Soul Detox-Tages

- Starte den Tag mit einer tiefgehenden Meditation.
- Verbringe Zeit in der Natur und reflektiere dein wahres Selbst.
- Mache ein Loslass-Ritual und eine Seelenreise.
- Beende den Tag mit einer Klangheilung oder einem Vergebungsritual.

5.3 Langfristige Integration in dein Leben

- Wöchentliche „Soul Detox"-Momente einplanen.
- Regelmäßig Tagebuch führen, um deine Entwicklung festzuhalten.
- Spirituelle Routinen entwickeln, die dich stärken und nähren.

Fazit: Die Befreiung deiner Seele als Tor zu deinem höchsten Selbst

Ein Soul Detox ist mehr als nur eine Reinigung – es ist eine Rückkehr zu deinem authentischen Selbst. Durch bewusstes Loslassen, energetische Klärung und spirituelle Neuausrichtung kannst du dein volles Potenzial entfalten und mit mehr Leichtigkeit, Liebe und Klarheit durchs Leben gehen.

Bist du bereit, deine Seele von alten Lasten zu befreien? Dann starte noch heute mit deinem persönlichen Soul Detox und spüre, wie dein wahres Selbst zum Vorschein kommt!

Für deine Notizen:

_____

_____

_____

_____

_____

_____

Kapitel 34:
Seelische Altlasten loslassen & Karma-Detox

Warum es wichtig ist, seelische Altlasten loszulassen

Viele Menschen spüren eine unsichtbare Last auf ihrer Seele, ohne genau zu wissen, woher sie kommt. Diese Last kann sich in wiederkehrenden negativen Mustern, unerklärlicher Traurigkeit oder blockierten Lebensbereichen zeigen. Meist handelt es sich um **seelische Altlasten**, die aus vergangenen Erfahrungen, ungeheilten Emotionen oder sogar karmischen Verstrickungen stammen.

Das **Karma-Detox** ist eine tiefgehende Methode, um alte energetische und emotionale Muster zu reinigen. Es hilft dir, dich von den Fesseln der Vergangenheit zu befreien und bewusst eine neue Realität zu erschaffen, die im Einklang mit deinem höchsten Selbst steht.

In diesem Kapitel erfährst du, wie du seelische Altlasten erkennst, bewusst loslässt und durch gezielte Rituale und energetische Reinigungstechniken dein Karma auf positive Weise transformierst.

1. Was sind seelische Altlasten und wie entstehen sie?

1.1 Die unsichtbare Last der Vergangenheit
Seelische Altlasten sind emotionale, energetische oder mentale Belastungen, die sich über die Zeit angesammelt haben. Sie entstehen durch:

- Unverarbeitete Emotionen: Trauer, Angst, Wut oder Enttäuschung, die wir nie vollständig gefühlt oder geheilt haben.
- Negative Glaubenssätze: Überzeugungen wie „Ich bin nicht gut genug" oder „Ich verdiene kein Glück".
- Wiederkehrende Beziehungsmuster: Schwierigkeiten in Partnerschaften, die aus alten Wunden stammen.
- Vergangene Traumata: Verletzungen aus Kindheit, früheren Erfahrungen oder sogar vergangenen Leben.

1.2 Die Auswirkungen seelischer Altlasten

Eine überlastete Seele kann sich auf verschiedene Weise zeigen:

- Emotionale Instabilität: Plötzliche Wutausbrüche, tiefe Traurigkeit oder Ängste ohne ersichtlichen Grund.
- Physische Beschwerden: Kopfschmerzen, Verspannungen oder chronische Müdigkeit.
- Blockaden im Leben: Das Gefühl, nicht weiterzukommen, immer wieder ähnliche Probleme zu haben.
- Energieverlust: Schnelle Erschöpfung und fehlende Lebensfreude.

2. Was ist Karma-Detox und warum ist es wichtig?

2.1 Das Gesetz von Ursache und Wirkung

Karma bedeutet, dass jede Handlung, jeder Gedanke und jedes Gefühl eine energetische Spur hinterlässt. Wenn wir vergangene Fehler nicht loslassen oder alte Schuldgefühle mit uns herumtragen, können diese unser heutiges Leben beeinflussen.

Ein **Karma-Detox** hilft dir:

- Alte karmische Verstrickungen zu lösen.
- Negatives Karma zu transformieren und positive Energie zu kultivieren.
- Dich von Wiederholungsmustern und Seelenverträgen zu befreien.

2.2 Woran du erkennst, dass du ein Karma-Detox brauchst

- Du erlebst immer wieder ähnliche Probleme, z. B. in Beziehungen oder im Beruf.
- Du hast ein tiefes Gefühl von Schuld oder Scham, das du nicht erklären kannst.
- Bestimmte Situationen oder Menschen lösen starke emotionale Reaktionen in dir aus.
- Dein Leben fühlt sich stagnierend oder schwer an, ohne ersichtlichen Grund.

3. Methoden zur Reinigung seelischer Altlasten

3.1 Reflexion & Bewusstwerdung

- Führe ein Journaling-Ritual durch: Notiere, welche Muster du in deinem Leben erkennst.
- Frage dich: Welche wiederkehrenden Situationen oder Emotionen belasten mich?
- Erkenne, dass du nicht deine Vergangenheit bist, sondern die Kraft hast, sie zu transformieren.

3.2 Vergebungsrituale für dich selbst und andere

- Schreibe einen Vergebungsbrief an dich selbst oder an eine Person, die dich verletzt hat (du musst ihn nicht abschicken).
- Wiederhole das Ho'oponopono-Ritual:
  1. Ich vergebe mir. (dass ich diese Lektion notwendig gemacht habe)
  2. Ich vergebe und danke dir. (dass du dich für mich vergeben hast, damit ich diese Erfahrung machen konnte)
  3. Ich liebe mich und ich liebe dich.
  4. Danke!

Stelle dir vor, wie alte energetische Fesseln sich lösen und dein Herz leichter wird.

3.3 Energetische Reinigung für einen tiefen Karma-Detox

- Salzbäder mit ätherischen Ölen zur Reinigung des Energiefelds.
- Räucherrituale mit Salbei oder Palo Santo zur Entfernung stagnierter Energien.
- Klangheilung mit 432 Hz Musik oder Klangschalen, um alte Schwingungen zu lösen.

3.4 Seelenverträge auflösen

- Schreibe auf, welche alten Muster oder Versprechen du hinter dir lassen möchtest.
- Stelle dir vor, dass du einen alten „Seelenvertrag" symbolisch verbrennst.
- Wiederhole die Affirmation: „Ich bin frei, mein wahres Selbst zu leben."

4. Integration des Karma-Detox in deinen Alltag

4.1 Tägliche Routinen zur seelischen Reinigung

- Morgens 5 Minuten Stille, um deine Energie zu klären.
- Bewusstes Atmen, um alte Emotionen loszulassen.
- Tägliche Dankbarkeitspraxis, um positive Energie zu verstärken.

4.2 Achtsamer Umgang mit Energie im Alltag

- Meide toxische Menschen und Umgebungen.
- Höre bewusst auf deine Intuition und handle danach.
- Umgebe dich mit positiven, inspirierenden Menschen.

4.3 Abendrituale zur energetischen Klärung

- Visualisiere, wie du Licht durch deinen Körper strömen lässt und alle negativen Energien transformierst.
- Führe ein kurzes Reflexionsjournal, um deine Emotionen des Tages zu verarbeiten.
- Affirmationen für inneren Frieden:
    - „Ich lasse los, was mir nicht mehr dient."
    - „Ich bin frei von alten Mustern."
    - „Ich vergebe mir und erlaube mir Heilung."

5. Dein persönlicher Karma-Detox-Plan

5.1 Vorbereitung auf deinen Karma-Detox-Tag

- Wähle einen Tag, an dem du dich ganz auf deine Heilung konzentrieren kannst.
- Bereite alles vor: Journaling, Räucherwerk, Musik, eine ruhige Umgebung.
- Setze eine klare Intention für diesen Tag.

5.2 Ablauf deines Karma-Detox-Tages

- Starte mit einer tiefen Meditation zur Klärung deiner Energie.
- Verbringe Zeit in der Natur, um deine Seele zu erden.
- Mache ein Loslass-Ritual, um alte Muster energetisch zu transformieren.
- Beende den Tag mit einer Klangheilung oder einem Vergebungsritual.

5.3 Langfristige Integration in dein Leben

- Wöchentliche „Karma-Detox"-Momente einplanen.
- Regelmäßiges Journaling, um innere Prozesse zu reflektieren.
- Spirituelle Routinen etablieren, die dich stärken.

Fazit: Befreie deine Seele und erschaffe dein neues Ich

Ein Karma-Detox ist ein kraftvoller Weg, um dich von alten Lasten zu befreien und bewusst ein neues Kapitel zu beginnen. Durch gezielte Rituale, Reflexion und Vergebungsarbeit kannst du dein energetisches Feld reinigen und dein wahres Selbst entfalten.

Bist du bereit, dein Leben auf eine neue Ebene zu bringen? Dann starte heute mit deinem ersten Karma-Detox und spüre die Veränderung!

Für deine Notizen:

_____

_____

_____

_____

_____

_____

_____

Kapitel 35:
Woran du erkennst, dass deine Seele belastet ist

Die unsichtbare Last auf deiner Seele

Hast du das Gefühl, dass dich etwas Unausgesprochenes belastet? Fühlst du dich oft erschöpft, unmotiviert oder emotional unausgeglichen, ohne einen offensichtlichen Grund? Die Seele speichert Erfahrungen, Emotionen und Energien – sowohl die positiven als auch die negativen. Doch wenn unverarbeitete Emotionen, Traumata oder belastende Gedanken sich ansammeln, kann dies dein Wohlbefinden stark beeinträchtigen.

Die Symptome einer belasteten Seele sind oft subtil, aber tiefgreifend. Sie zeigen sich in Form von wiederkehrenden negativen Gedankenmustern, Energieverlust, unerklärlicher Traurigkeit oder dem Gefühl, in bestimmten Lebensbereichen festzustecken. In diesem Kapitel erfährst du, woran du erkennst, dass deine Seele belastet ist, welche Ursachen dahinterstecken und wie du diesen Zustand transformieren kannst.

1. Emotionale Anzeichen einer belasteten Seele

1.1 Wiederkehrende emotionale Muster

- Plötzliche Traurigkeit oder Melancholie, ohne erkennbare Ursache.
- Wiederkehrende Ängste und Unsicherheiten, auch wenn keine reale Bedrohung besteht.
- Schwierigkeiten, Freude oder Leichtigkeit zu empfinden – selbst in glücklichen Momenten.
- Tiefe innere Unruhe oder das Gefühl, dass „etwas fehlt".

1.2 Emotionale Erschöpfung und Überforderung

- Ständiges Gefühl der Überlastung, selbst bei einfachen Aufgaben.
- Schnelle Reizbarkeit oder emotionale Schwankungen.
- Gefühl der Einsamkeit oder Entfremdung – selbst in Gesellschaft anderer.
- Anhaltende Schuldgefühle, auch für Dinge, die lange zurückliegen.

2. Mentale Anzeichen einer belasteten Seele

2.1 Negative Gedankenmuster

- Selbstzweifel und Selbstkritik bestimmen dein Denken.
- Du hast das Gefühl, dass du nicht „gut genug" bist, egal was du tust.
- Grübeln über die Vergangenheit oder Angst vor der Zukunft hält dich vom gegenwärtigen Moment ab.
- Dein Geist fühlt sich „voll" an – als ob zu viele Gedanken gleichzeitig existieren.

2.2 Konzentrationsprobleme und Entscheidungsblockaden

- Schwierigkeiten, dich auf eine Aufgabe zu konzentrieren oder Entscheidungen zu treffen.
- Gefühl der mentalen Nebelbildung – Gedanken sind diffus und unklar.
- Überforderung durch zu viele Optionen oder Erwartungen.
- Mangelndes Vertrauen in die eigene Intuition oder innere Stimme.

3. Körperliche Anzeichen einer belasteten Seele

3.1 Energetische Erschöpfung

- Chronische Müdigkeit, selbst nach ausreichend Schlaf.
- Körperliches Gefühl der Schwere oder Trägheit.
- Plötzlicher Energieverlust, besonders nach sozialen Interaktionen.
- Gefühl, dass dein Körper „mehr trägt, als er sollte".

3.2 Psychosomatische Beschwerden

- Verspannungen in Schultern und Nacken, oft ohne physischen Grund.
- Druckgefühl auf der Brust oder Schwierigkeiten, tief zu atmen.
- Verdauungsprobleme, die mit emotionalen Belastungen zusammenhängen.
- Kopfschmerzen oder Migräne, die nicht durch körperliche Faktoren erklärbar sind.

4. Spirituelle Anzeichen einer belasteten Seele

4.1 Gefühl der Entfremdung vom eigenen Selbst

- Gefühl, von der eigenen inneren Essenz oder Bestimmung getrennt zu sein.
- Fehlendes Vertrauen in das Leben oder eine höhere Ordnung.
- Schwierigkeiten, innere Ruhe oder spirituelle Verbindung zu finden.
- Gefühl, sich in einem „Stillstand" zu befinden, ohne Richtung oder Wachstum.

4.2 Blockierte Intuition und fehlende Lebensfreude

- Entscheidungen fühlen sich schwer und erzwungen an.
- Das Bauchgefühl ist gedämpft oder widersprüchlich.
- Keine Begeisterung für Dinge, die früher Freude gemacht haben.
- Innere Zweifel an der eigenen Lebensaufgabe oder spirituellen Verbindung.

5. Ursachen seelischer Belastungen

5.1 Unverarbeitete Emotionen und Traumata

- Verletzungen aus der Kindheit oder früheren Beziehungen.
- Verlust eines geliebten Menschen oder ungelöste Trauer.
- Emotionale oder psychische Misshandlung, die noch im Unterbewusstsein wirkt.
- Momente der Ablehnung oder Zurückweisung, die tiefe Wunden hinterlassen haben.

5.2 Übernommene Fremdenergien

- Emotionale Belastungen von anderen Menschen unbewusst übernommen.
- Toxische Beziehungen oder ein negatives Umfeld.
- Ungesunde energetische Verbindungen zu vergangenen Situationen oder Personen.
- Familiäre Glaubensmuster, die nicht den eigenen Überzeugungen entsprechen.

5.3 Selbstsabotage und negative Glaubenssätze

- Überzeugungen wie „Ich verdiene kein Glück" oder „Ich bin nicht liebenswert".
- Wiederkehrende Muster des Nicht-gut-genug-Seins.
- Angst, den eigenen Wert zu zeigen oder für die eigenen Wünsche einzustehen.
- Innerer Widerstand gegen Erfolg, Liebe oder wahres Glück.

6. Wege zur Befreiung deiner Seele

6.1 Bewusstwerden und Selbstreflexion

- Journaling: Schreibe auf, was dich emotional, mental oder spirituell belastet.
- Geführte Selbstbefragung: Frage dich: „Welche Emotionen trage ich noch mit mir herum?"
- Achtsamkeitspraxis: Erkenne, welche Gedanken und Gefühle spontan hochkommen.

6.2 Vergebung und Loslassen

- Ho'oponopono-Vergebungsritual nutzen:
  1. Ich vergebe mir. (dass ich diese Lektion notwendig gemacht habe)
  2. Ich vergebe und danke dir. (dass du dich für mich vergeben hast, damit ich diese Erfahrung machen konnte)
  3. Ich liebe mich und ich liebe dich.
  4. Danke!
- Vergebungsarbeit für dich selbst und andere durchführen. Negative Verbindungen bewusst lösen.

6.3 Energetische Reinigung für deine Seele

- Salzbäder mit ätherischen Ölen, um energetischen Ballast abzuwaschen.
- Räucherungen mit Salbei oder Palo Santo, um Fremdenergien zu klären.
- Klangheilung mit tibetischen Klangschalen oder 432 Hz Musik, um die Seele zu harmonisieren.

6.4 Spirituelle Wiederverbindung

- Meditation oder Stille-Retreats, um in die innere Ruhe zu finden.
- Kontakt zur Natur, um die Seele zu erden und zu reinigen.
- Visualisierungen: Sich selbst als reines Lichtwesen vorstellen.

Fazit: Erkenne die Zeichen deiner Seele und befreie dich

Deine Seele kommuniziert ständig mit dir – durch Emotionen, Körperempfindungen und intuitive Impulse. Wenn du erkennst, dass deine Seele belastet ist, kannst du bewusst Schritte einleiten, um dich zu befreien.

Bist du bereit, deine innere Klarheit und Leichtigkeit zurückzugewinnen? Dann beginne heute mit einem kleinen Schritt: Nimm dir 10 Minuten Zeit für Stille und frage deine Seele, was sie dir sagen möchte. Du wirst erstaunt sein, welche Antworten du bekommst.

Für deine Notizen:

Kapitel 36:
Karmische Verstrickungen und wie du sie lösen kannst

Das unsichtbare Netz des Karmas

Kennst du das Gefühl, dass sich bestimmte Herausforderungen in deinem Leben immer wiederholen? Sei es in Beziehungen, im Beruf oder in deinem inneren Erleben – als ob du in einem unsichtbaren Kreislauf feststeckst? Diese Muster können durch karmische Verstrickungen entstehen. Sie sind energetische Verbindungen aus vergangenen Erfahrungen, die dein jetziges Leben beeinflussen und dich möglicherweise an Entwicklung und Wachstum hindern.

Doch das Gute ist: Karma ist nicht unveränderlich. Du kannst bewusst daran arbeiten, karmische Muster zu erkennen, aufzulösen und dich von den Fesseln der Vergangenheit zu befreien. In diesem Kapitel erfährst du, was karmische Verstrickungen sind, woran du sie erkennst und welche Methoden dir helfen, dein Karma zu klären und ein befreites Leben zu führen.

1. Was sind karmische Verstrickungen?

1.1 Die Bedeutung von Karma

Das Wort „Karma" stammt aus dem Sanskrit und bedeutet „Tat" oder „Handlung". Es beschreibt das universelle Gesetz von Ursache und Wirkung: Jede Handlung, jedes Wort und jeder Gedanke hinterlässt eine energetische Spur, die sich in deinem Leben manifestieren kann – sowohl positiv als auch negativ.

Karmische Verstrickungen entstehen, wenn:

- Unaufgelöste Konflikte oder ungelöste Emotionen aus vergangenen Leben oder früheren Erfahrungen fortbestehen.
- Seelenverträge oder energetische Abmachungen zwischen dir und anderen Menschen weiterhin wirken.
- Unbewusste Schuldgefühle oder nicht eingelöste Versprechen dich in einer bestimmten Situation gefangen halten.

1.2 Wie karmische Verstrickungen dein Leben beeinflussen

- Wiederkehrende Herausforderungen: Du ziehst ähnliche Menschen oder Situationen an, die dich auf eine ungelöste Lektion hinweisen.
- Blockierte Lebensbereiche: Karriere, Liebe oder Gesundheit scheinen trotz aller Bemühungen nicht voranzukommen.
- Innere Unruhe oder Schuldgefühle: Ohne klaren Grund fühlst du dich belastet oder hast das Gefühl, „etwas wiedergutmachen" zu müssen.

- Unerklärliche Anziehung oder Abneigung gegenüber bestimmten Personen: Manche Menschen scheinen eine sofortige emotionale Reaktion in dir auszulösen – positiv oder negativ.

2. Woran du karmische Verstrickungen erkennst

2.1 Wiederkehrende Muster in Beziehungen

- Du begegnest immer wieder Menschen mit ähnlichen Eigenschaften (z. B. narzisstische Partner, dominante Chefs, unzuverlässige Freunde).
- Du fühlst dich in toxischen Beziehungen „gefangen", obwohl du weißt, dass sie dir nicht guttun.
- Du hast tiefe emotionale Bindungen an jemanden, obwohl die Beziehung problematisch ist.

2.2 Lebensbereiche, die blockiert erscheinen

- Trotz harter Arbeit scheinen berufliche Erfolge unerreichbar.
- Du hast immer wieder finanzielle Schwierigkeiten, egal wie viel du verdienst.
- Bestimmte Ängste oder Unsicherheiten hindern dich daran, dein volles Potenzial zu entfalten.

2.3 Emotionale und körperliche Zeichen

- Unerklärliche Schuldgefühle oder Ängste, die du nicht rational begründen kannst.
- Körperliche Beschwerden ohne medizinische Ursache (z. B. chronische Verspannungen, Verdauungsprobleme, Schlafstörungen).
- Plötzliche, intensive Emotionen oder Flashbacks zu Ereignissen, die nicht aus deinem aktuellen Leben stammen.

3. Methoden zur Auflösung karmischer Verstrickungen

3.1 Bewusstwerdung und Reflexion

- Führe ein Karma-Tagebuch, in dem du wiederkehrende Muster und Emotionen notierst.
- Stelle dir die Frage: Welche Lebensbereiche fühlen sich wie eine Sackgasse an?
- Meditiere über die Frage: Was ist die tiefere Lektion hinter dieser Erfahrung?

_____

_____

_____

3.2 Vergebungsarbeit für dich und andere

- Ho'oponopono-Vergebungsritual:
    1. Ich vergebe mir. (dass ich diese Lektion notwendig gemacht habe)
    2. Ich vergebe und danke dir. (dass du dich für mich vergeben hast, damit ich diese Erfahrung machen konnte)
    3. Ich liebe mich und ich liebe dich.
    4. Danke!

- Schreibe einen Vergebungsbrief an eine Person (du musst ihn nicht abschicken).
- Übe Selbstvergebung: Sprich laut aus, dass du dir selbst für vergangene Fehler verzeihst.

3.3 Seelenverträge auflösen

- Schreibe auf, welche alten Abmachungen oder Muster du bewusst loslassen möchtest.
- Stelle dir vor, wie du einen alten „Vertrag" zerreißt oder verbrennst.
- Wiederhole die Affirmation: „Ich bin frei, mein Leben in Liebe und Klarheit zu gestalten."

3.4 Energetische Reinigungstechniken

- Salzbäder mit ätherischen Ölen, um alte Energien zu klären.
- Räucherungen mit Salbei oder Palo Santo, um karmische Verbindungen zu lösen.
- Klangheilung mit tibetischen Klangschalen oder 432 Hz Musik, um Blockaden energetisch aufzulösen.

3.5 Meditation zur karmischen Klärung

1. Setze dich an einen ruhigen Ort und schließe die Augen.
2. Atme tief ein und visualisiere ein helles Licht, das dich umgibt.
3. Stelle dir vor, wie alte karmische Fäden sich sanft von dir lösen.
4. Sage innerlich: **„Ich lasse alles los, was nicht mehr zu mir gehört."**
5. Spüre die Erleichterung und bedanke dich für die Erfahrung.

4. Integration der karmischen Reinigung in den Alltag

4.1 Neue Entscheidungen bewusst treffen

- Achte auf dein Bauchgefühl, bevor du alte Muster wiederholst.
- Triff bewusste Entscheidungen, die auf deinem neuen inneren Zustand basieren.
- Sei geduldig mit dir selbst – karmische Transformation braucht Zeit.

4.2 Schutz vor neuen Verstrickungen

- Setze klare Grenzen in deinen Beziehungen.
- Löse dich von Menschen oder Situationen, die dir nicht guttun.
- Umgebe dich mit positiver Energie durch Meditation, Natur und kreative Ausdrucksformen.

4.3 Dankbarkeit und positive Manifestation

- Sei dankbar für die Lektionen, die du gelernt hast.
- Fokussiere dich auf das, was du in dein Leben ziehen möchtest.
- Wiederhole Affirmationen wie:
    - „Ich bin frei von alten karmischen Mustern."
    - „Ich erschaffe mein Leben in Harmonie und Freude."
    - „Ich bin bereit für neue, erfüllende Erfahrungen."

Fazit: Befreie dich aus karmischen Mustern und lebe dein wahres Potenzial

Karmische Verstrickungen können uns unbewusst beeinflussen, doch mit Bewusstheit und gezielter energetischer Arbeit kannst du dich daraus befreien. Indem du alte Muster erkennst, Vergebung praktizierst und bewusst neue Wege gehst, erschaffst du dir ein Leben in Freiheit, Leichtigkeit und innerem Frieden.

Bist du bereit, dein Karma zu klären? Dann beginne heute mit einer kleinen Übung: Wähle eine Methode aus diesem Kapitel und setze sie um – dein wahres Selbst wird es dir danken!

Für deine Notizen:

_____

_____

_____

_____

_____

_____

_____

_____

_____

Kapitel 37:
Dein energetisches Schutzschild aufbauen

Warum ein energetisches Schutzschild wichtig ist

In einer Welt voller Energieeinflüsse sind wir täglich mit verschiedenen Schwingungen konfrontiert – von Menschen, Orten, Emotionen und Situationen. Während einige Energien uns stärken, können andere uns auslaugen oder sogar blockieren. Gerade empathische und hochsensible Menschen nehmen diese Energien besonders intensiv wahr und können sich nach sozialen Interaktionen, stressigen Situationen oder dem Aufenthalt an bestimmten Orten erschöpft oder unausgeglichen fühlen.

Ein starkes energetisches Schutzschild hilft dir dabei, deine eigene Energie zu bewahren, dich vor Fremdenergien zu schützen und dich bewusster in deinem eigenen Feld zu verankern. In diesem Kapitel lernst du, was dein energetisches Schutzschild ist, warum es geschwächt sein kann und wie du es aktiv aufbaust und stärkst.

1. Was ist dein energetisches Schutzschild?

Dein energetisches Schutzschild ist eine unsichtbare Hülle, die dich umgibt – oft als Aura oder Energiefeld bezeichnet. Diese energetische Barriere sorgt dafür, dass du in deiner eigenen Kraft bleibst und nicht unbewusst Energien aus deiner Umgebung aufnimmst.

1.1 Die Funktion des Schutzschilds

- Abgrenzung gegen negative Einflüsse: Dein Schutzschild hilft dir, dich von toxischen Energien und Menschen nicht beeinflussen zu lassen.
- Erhalt deiner eigenen Energie: Es verhindert, dass deine Lebensenergie durch emotionale oder energetische Angriffe abfließt.
- Stärkung deines Wohlbefindens: Ein intaktes Schutzschild hilft dir, dich emotional ausgeglichener und innerlich stabiler zu fühlen.

1.2 Warum dein energetisches Schutzschild geschwächt sein kann

Ein Schutzschild kann durch verschiedene Faktoren geschwächt werden, zum Beispiel:

- Emotionale Belastungen wie Stress, Sorgen oder traumatische Erlebnisse
- Energie-Vampire – Menschen, die dir unbewusst oder bewusst Energie rauben
- Mangelnde Abgrenzung – wenn du zu offen für fremde Emotionen und Energien bist
- Fehlende Erdung – wenn du dich nicht bewusst mit deiner eigenen Kraftquelle verbindest
- Ungesunde Lebensweise – schlechte Ernährung, wenig Bewegung oder Schlafmangel beeinflussen dein Energiefeld

2. Dein Schutzschild bewusst aufbauen – Techniken & Rituale

2.1 Die Kraft der Visualisierung: Dein goldenes Schutzschild aktivieren

Eine der wirkungsvollsten Methoden, dein energetisches Schutzschild aufzubauen, ist die bewusste Visualisierung. Dein Geist erschafft deine Realität – und indem du dein Schutzfeld bewusst visualisierst, stärkst du es aktiv.

Anleitung:

1. Finde einen ruhigen Ort und setze oder lege dich bequem hin.
2. Atme tief ein und aus – mit jedem Atemzug entspannst du dich mehr.
3. Stelle dir vor, dass um dich herum eine goldene Lichtkugel entsteht, die dich vollkommen einhüllt.
4. Dieses Licht ist rein, kraftvoll und schützend – es hält alle negativen Energien ab, lässt aber positive Schwingungen hindurch.
5. Verankere die Energie in dir, indem du innerlich wiederholst: *„Ich bin geschützt. Meine Energie bleibt bei mir. Ich bin in meiner Kraft."*
6. Halte die Visualisierung für mindestens 5 Minuten aufrecht, bevor du langsam zurückkommst.

Tipp: Wiederhole diese Übung täglich, besonders vor herausfordernden Situationen.

2.2 Energetische Reinigung: Fremdenergien loslassen

Bevor du dein Schutzschild aufbaust, ist es wichtig, dass du alte oder fremde Energien aus deinem Feld löst. Dazu gibt es verschiedene effektive Methoden:

Salzbäder zur Energieklärung

Ein Bad mit Meersalz oder Himalaya-Salz hilft, negative Energien aus deinem System zu entfernen. Einfach eine Handvoll Salz ins Badewasser geben und mindestens 20 Minuten darin entspannen.

Räuchern mit Salbei oder Palo Santo

Räucherwerk hat eine reinigende Wirkung auf dein Energiefeld. Besonders Salbei und Palo Santo sind bekannt dafür, negative Energien zu transformieren. Lass den Rauch sanft um dich herum kreisen und stelle dir vor, wie alle Fremdenergien verschwinden.

Energie-Absprich-Technik

Führe deine Hände von Kopf bis Fuß an deinem Körper entlang, als würdest du energetische Reste „wegwischen". Stell dir vor, wie du alte Energien aus deinem Feld löst und in die Erde abgibst.

2.3 Kristalle als energetischer Schutz

Bestimmte Heilsteine können dein Schutzschild zusätzlich verstärken. Hier einige der wirksamsten Schutzsteine:

- Schwarzer Turmalin: Absorbiert negative Energien und schützt vor Fremdeinflüssen.
- Amethyst: Klärt das Energiefeld und wirkt beruhigend.
- Rosenquarz: Hilft bei emotionaler Abgrenzung und stärkt die Selbstliebe.
- Labradorit: Schützt vor Energie-Vampiren und stärkt deine Intuition.

Anwendung: Trage den Stein als Schmuckstück, halte ihn während der Meditation oder lege ihn unter dein Kopfkissen, um dein Energiefeld zu stabilisieren.

2.4 Schutz durch bewusste Abgrenzung im Alltag

Nicht nur energetische Methoden helfen, sondern auch bewusstes Verhalten im Alltag kann dein Schutzschild stärken:

Lerne „Nein" zu sagen

Setze klare Grenzen und schütze deine Zeit und Energie. Wenn du merkst, dass dich eine Situation auslaugt, erlaube dir, sie zu verlassen oder abzulehnen.

Achtsamer Medienkonsum

Vermeide negative Nachrichten oder Social-Media-Dramen, die dein Energiefeld unnötig belasten.

Auflade-Rituale nach anstrengenden Tagen

Nach einem herausfordernden Tag kannst du bewusst dein Energiefeld stärken, indem du:

- einen Spaziergang in der Natur machst
- dich mit entspannender Musik oder Meditation regenerierst
- bewusst Freude in deinen Alltag einlädst (Lachen, Tanzen, Kreativität)

2.5 Verbindung mit höherer Schutzenergie

Du kannst dein Schutzschild auch durch spirituelle Praktiken verstärken:

- Erzengel Michael um Schutz bitten – Stell dir vor, wie er dich mit seinem blauen Licht umhüllt.
- Mantras sprechen, wie z. B. „Ich bin in meinem Licht geschützt und geführt."
- Mandalas oder Schutzsymbole verwenden – Das Ankh, die Blume des Lebens oder das OM-Zeichen können dein Energiefeld stabilisieren.

Fazit: Dein energetischer Schutz als tägliche Praxis

Ein starkes energetisches Schutzschild ist der Schlüssel zu mehr innerer Ruhe, Klarheit und Selbstbestimmung. Je bewusster du dich schützt, desto leichter fällt es dir, in deiner eigenen Kraft zu bleiben, dich von negativen Einflüssen zu lösen und dein volles Potenzial zu entfalten.

Indem du regelmäßig dein Schutzfeld stärkst, wirst du spüren, wie sich dein Energieniveau verbessert, du dich ausgeglichener fühlst und dich nicht mehr so leicht von äußeren Umständen beeinflussen lässt. Dein energetischer Schutz ist deine unsichtbare Rüstung – nutze sie mit Liebe, Bewusstsein und innerer Stärke!

Für deine Notizen:

Kapitel 38:
Warum du Energie absorbierst und wie du dich davor schützt

Die unsichtbare Kraft der Energie

Jeder Mensch besteht nicht nur aus seinem physischen Körper, sondern auch aus einem feinstofflichen Energiefeld. Dieses Energiefeld interagiert ständig mit der Umwelt – mit anderen Menschen, Orten und Situationen. Vielleicht hast du schon erlebt, dass du dich nach einem Gespräch mit bestimmten Personen erschöpft fühlst oder dass du die Stimmung in einem Raum intuitiv wahrnehmen kannst.

Wenn du besonders sensibel bist, kannst du unbewusst fremde Energien aufnehmen. Das kann positiv sein, wenn es um freudige, inspirierende Energien geht, aber auch belastend, wenn du negative Schwingungen absorbierst. In diesem Kapitel erfährst du, warum du Energie aufnimmst, wie sich das äußert und wie du dich davor schützen kannst, um deine eigene Kraft zu bewahren.

1. Warum absorbierst du fremde Energie?

Es gibt mehrere Gründe, warum du Energien aus deiner Umgebung aufnimmst. Diese hängen mit deiner Sensibilität, deiner emotionalen Offenheit und deinen unbewussten energetischen Mustern zusammen.

1.1 Hohe Empathie und Sensibilität

Empathische Menschen haben die Fähigkeit, sich stark in andere einzufühlen. Sie nehmen nicht nur die Worte, sondern auch die unausgesprochenen Emotionen ihres Gegenübers wahr. Diese Empathie führt dazu, dass du Energien förmlich "aufsaugst", besonders wenn du dich nicht bewusst abgrenzt.

1.2 Offene Aura und schwache energetische Grenzen

Deine Aura ist dein energetisches Schutzschild. Manche Menschen haben eine natürliche Barriere, während andere energetisch "offener" sind. Wenn deine Aura durch Stress, emotionale Belastungen oder Trauma geschwächt ist, kannst du leichter fremde Energien aufnehmen.

1.3 Unbewusste Glaubenssätze

Glaubenssätze wie „Ich muss für andere da sein" oder „Ich bin verantwortlich für das Wohlbefinden anderer" können dazu führen, dass du energetisch mehr gibst, als du eigentlich solltest. Dadurch öffnest du dich unbewusst für fremde Energien und übernimmst Lasten, die nicht deine sind.

1.4 Spiegelgesetz und Resonanz

Manchmal ziehst du genau die Energien an, die mit deinen eigenen inneren Themen in Resonanz stehen. Wenn du z. B. selbst noch alte Traurigkeit in dir trägst, spürst du die Traurigkeit anderer stärker und absorbierst sie leichter.

1.5 Fremdenergien durch Orte und Gegenstände

Nicht nur Menschen, sondern auch Orte und Gegenstände tragen Energien in sich. Historische Gebäude, Krankenhäuser oder Wohnungen, in denen Streit herrscht, können dich energetisch belasten, wenn du nicht bewusst deine Energie schützt.

2. Wie zeigt sich aufgenommene Fremdenergie?

Wenn du fremde Energien in deinem System hast, äußert sich das auf verschiedene Weise – körperlich, emotional und mental.

2.1 Körperliche Anzeichen

- Plötzliche Müdigkeit und Energiemangel
- Kopfschmerzen oder Druck im Kopf
- Schweregefühl im Körper
- Verspannungen im Nacken- und Schulterbereich
- Unruhiger Schlaf oder Albträume

2.2 Emotionale Anzeichen

- Stimmungsschwankungen ohne ersichtlichen Grund
- Gefühle von Angst, Wut oder Traurigkeit, die plötzlich auftauchen
- Ein Gefühl der Überforderung oder des „Erdrücktwerdens"
- Das Bedürfnis, dich zurückzuziehen und von Menschen zu distanzieren

2.3 Mentale Anzeichen

- Gedankenkarussell, das nicht zur Ruhe kommt
- Grübeln über Probleme anderer, obwohl sie dich nicht direkt betreffen
- Plötzlich auftretende Selbstzweifel oder Unsicherheit
- Konzentrationsstörungen

3. Wie du dich vor fremden Energien schützt

Glücklicherweise kannst du lernen, dich bewusst vor Fremdenergien zu schützen und deine eigene Energie zu bewahren. Hier sind einige effektive Techniken, die dir helfen können.

3.1 Energetischer Schutz durch Visualisierung

Visualisierung ist eine kraftvolle Methode, um deine Aura zu stärken und Fremdenergien abzuwehren.

- Goldene Lichtkugel: Stell dir eine goldene Lichtkugel um dich herum vor, die dich schützt und nur positive Energie durchlässt.
- Spiegeltechnik: Stell dir vor, dass um dich herum Spiegel sind, die negative Energien reflektieren, sodass sie dich nicht erreichen können.
- Erdung: Stelle dir vor, dass du Wurzeln in die Erde wachsen lässt, um dich mit stabiler, klarer Energie zu verbinden.

3.2 Klären und Reinigen deiner Aura

Regelmäßige energetische Reinigung hilft dir, Fremdenergien loszulassen.

- Räuchern mit Salbei oder Palo Santo
- Salzbäder – ein Bad mit Meersalz oder Himalaya-Salz reinigt dein Energiefeld.
- Energetisches Bürsten – streiche mit deinen Händen von Kopf bis Fuß über deinen Körper, als würdest du alte Energie "wegwischen".
- Wasser als Reinigungselement – eine bewusste Dusche mit der Vorstellung, dass das Wasser alle Fremdenergien fortspült.

3.3 Bewusste Abgrenzung

- Lerne „Nein" zu sagen, wenn du spürst, dass dir eine Situation energetisch nicht guttut.
- Vermeide toxische Menschen oder Umgebungen, wenn du dich nach dem Kontakt erschöpft fühlst.
- Setze klare Absichten: „Ich erlaube nur positive, nährende Energie in mein Feld."

3.4 Schutz durch Symbole und Kristalle

Bestimmte Symbole oder Heilsteine können dein Energiefeld stärken:

- Schutzsymbole: Das Ankh, das Pentagramm oder das OM-Symbol wirken energetisch stärkend.
- Kristalle: Schwarzer Turmalin, Amethyst oder Rosenquarz helfen, Fremdenergien abzuleiten und dein Feld zu harmonisieren.

3.5 Eigene Energie regelmäßig aufladen

Je stabiler und kraftvoller deine eigene Energie ist, desto weniger anfällig bist du für Fremd-energien.

- Meditation – tägliche Meditation stärkt deine eigene energetische Präsenz.
- Bewegung in der Natur – die Natur hilft, deine Energie zu regenerieren.
- Atemübungen – bewusstes, tiefes Atmen reinigt dein System.
- Lachen und Freude – je mehr Freude du empfindest, desto weniger angreifbar bist du.

Fazit: Werde zum Hüter deiner eigenen Energie

Fremdenergien können dich beeinflussen, doch du hast die Macht, dich davor zu schützen. Indem du lernst, deine Energie bewusst zu steuern, kannst du deine Lebenskraft bewahren und gestärkt durchs Leben gehen.

Sei achtsam mit dir selbst und spüre regelmäßig in dich hinein: Wie fühlt sich deine Energie an? Gehört das Gefühl wirklich zu dir oder hast du es unbewusst übernommen? Sobald du lernst, bewusst Grenzen zu setzen, wirst du dich leichter, freier und kraftvoller fühlen.

Für deine Notizen:

_____

_____

_____

_____

_____

_____

_____

_____

_____

_____

_____

_____

_____

Kapitel 39:
Erzengel-Energien & spirituelle Frequenzen für Reinigung & Schutz

Die Kraft der Erzengel für energetische Reinigung und Schutz

Unsere Welt ist voller unsichtbarer Energien – einige davon nähren uns, während andere uns schwächen oder belasten können. Gerade in herausfordernden Zeiten oder in Momenten der Sensibilität spüren wir oft den Einfluss von Fremdenergien, negativen Gedankenmustern oder störenden Frequenzen in unserer Umgebung.

Die Erzengel sind mächtige Lichtwesen, die uns helfen können, unser Energiefeld zu klären, Schutz aufzubauen und spirituelle Harmonie wiederherzustellen. Jeder Erzengel trägt eine bestimmte Energie und Schwingung, die uns in verschiedenen Bereichen unterstützt. Zusätzlich gibt es spirituelle Frequenzen, die unsere Aura reinigen, unsere Schwingung erhöhen und unser Bewusstsein erweitern.

In diesem Kapitel erfährst du, welche Erzengel dich bei der energetischen Reinigung und beim Schutz unterstützen, wie du ihre Energien gezielt nutzen kannst und welche spirituellen Frequenzen dich dabei zusätzlich stärken.

1. Erzengel und ihre Energien für Reinigung und Schutz

Die Erzengel sind machtvolle Begleiter, die uns auf der energetischen, emotionalen und spirituellen Ebene unterstützen. Ihre Frequenzen helfen uns, Blockaden zu lösen, unser Licht zu aktivieren und in unsere volle Kraft zu kommen.

1.1 Erzengel Michael – Der mächtige Schutzengel

- Funktion: Schutz, Abwehr negativer Energien, Stärkung der Willenskraft
- Energie: Starke, königsblaue Lichtfrequenz mit goldenen Strahlen
- Wie er hilft:
    - Entfernt Fremdenergien aus deinem Feld
    - Stärkt deine innere Kraft und Klarheit
    - Bietet Schutz vor negativen Einflüssen
    - Hilft bei der Abgrenzung von toxischen Menschen
- Ritual mit Erzengel Michael:

Visualisiere ein tiefblaues Schutzschild um dich herum.

Rufe Erzengel Michael mit den Worten: *„Erzengel Michael, hülle mich in dein königsblaues Licht und schütze mich vor negativen Energien."*

Spüre, wie sein Licht alle Fremdenergien aus deinem Feld entfernt.

1.2 Erzengel Metatron – Reinigung auf höchster Ebene

- Funktion: Reinigung auf allen Ebenen, Aktivierung der spirituellen Frequenzen
- Energie: Weiß-goldene Lichtfrequenz mit diamantener Klarheit
- Wie er hilft:
  - Reinigt tief sitzende energetische Blockaden
  - Hebt dein Energiefeld auf eine höhere Frequenz
  - Stellt die Verbindung zur göttlichen Ordnung her
- Ritual mit Erzengel Metatron:

Setze dich in einen ruhigen Raum und stelle dir vor, wie ein weiß-goldenes Licht von oben in dein Kronenchakra fließt.

Bitte Erzengel Metatron, deine Energiefrequenz zu klären.
Bleibe in dieser Energie, bis du eine Veränderung spürst.

1.3 Erzengel Raphael – Heilung und harmonische Energie

- Funktion: Heilung, emotionale Reinigung, energetisches Gleichgewicht
- Energie: Smaragdgrünes Licht mit goldenen Heilstrahlen
- Wie er hilft:
  - Heilt emotionale Wunden und befreit von alten Schmerzen
  - Stellt die innere Balance wieder her
  - Unterstützt die energetische Regeneration
- Ritual mit Erzengel Raphael:

Lege deine Hände auf dein Herz und atme tief ein.

Bitte Erzengel Raphael, dein Herz mit heilendem grünen Licht zu füllen.
Spüre, wie dein Energiefeld gereinigt und gestärkt wird.

1.4 Erzengel Zadkiel – Transformation durch die violette Flamme

- Funktion: Transformation, Reinigung karmischer Muster, Loslassen von Negativität
- Energie: Violette Flamme mit silbernem Licht
- Wie er hilft:
  - Verbrennt alte Muster und negative Energien
  - Reinigt tiefsitzende Emotionen aus der Vergangenheit
  - Bringt spirituelle Klarheit und Erkenntnis
- Ritual mit Erzengel Zadkiel:

Stelle dir eine violette Flamme vor, die alle negativen Energien transformiert.

Bitte Erzengel Zadkiel, dein Energiefeld mit der violetten Flamme zu reinigen.
Bleibe in dieser Energie, bis du spürst, dass du leichter und freier bist.

2. Spirituelle Frequenzen zur Reinigung und zum Schutz

Neben den Erzengel-Energien gibt es bestimmte Frequenzen, die dein Energiefeld klären, deine Schwingung erhöhen und dich auf eine höhere spirituelle Ebene bringen können.

2.1 528 Hz – Die Frequenz der Heilung und Transformation

- Wirkung:
  - Harmonisiert die DNA
  - Unterstützt Zellregeneration
  - Befreit von energetischen Blockaden
- Anwendung:
  - Höre Musik oder Meditationen mit 528 Hz, um dein Energiefeld zu stabilisieren.

2.2 741 Hz – Die Frequenz der Reinigung und Befreiung

- Wirkung:
  - Reinigt negative Energien aus deinem Umfeld
  - Schützt vor energetischer Manipulation
  - Fördert innere Klarheit
- Anwendung:
  - Spiele 741-Hz-Frequenzen während der Meditation oder vor dem Schlafengehen, um dein Energiefeld zu klären.

2.3 963 Hz – Die göttliche Frequenz zur Anhebung des Bewusstseins

- Wirkung:
  - Aktiviert das Kronenchakra
  - Erhöht deine spirituelle Verbindung
  - Stellt Harmonie mit dem göttlichen Bewusstsein her
- Anwendung:
  - Meditiere mit dieser Frequenz, um deine Verbindung zur göttlichen Quelle zu stärken.

3. Kombination von Erzengel-Energien und Frequenzen für maximale Wirkung

Die höchste Reinigung und Schutzwirkung erreichst du, wenn du Erzengel-Energien mit spirituellen Frequenzen kombinierst.

Schutz-Ritual mit Erzengel Michael und 741 Hz

1. Höre eine 741-Hz-Frequenz und stelle dir vor, wie Erzengel Michael dich mit seinem blauen Licht schützt.
2. Sprich die Affirmation: „Ich bin sicher, ich bin geschützt, meine Energie ist rein."
3. Spüre, wie dein Energiefeld stabil und geklärt wird.

Tiefenreinigung mit Erzengel Zadkiel und der violetten Flamme bei 528 Hz

4. Spiele eine 528-Hz-Frequenz ab und visualisiere, wie die violette Flamme alle Blockaden transformiert.
5. Bitte Erzengel Zadkiel, dich von alten Energien zu befreien.
6. Atme bewusst tief ein und aus, bis du spürst, dass deine Schwingung sich erhöht hat.

Fazit: Erzengel-Energien und Frequenzen als Schlüssel zu einem geschützten Energiefeld

Die Verbindung mit Erzengel-Energien und spirituellen Frequenzen ist eine kraftvolle Möglichkeit, dein Energiefeld zu reinigen, dich zu schützen und dein Bewusstsein zu erweitern. Indem du diese Energien regelmäßig nutzt, kannst du mehr innere Klarheit, Kraft und Frieden in dein Leben bringen.

Nutze die himmlische Unterstützung und erlaube dir, deine eigene Schwingung auf das höchste Licht auszurichten!

Für deine Notizen:

Kapitel 40:
Schutzsteine & Ätherische Öle für mehr Energie

Die Kraft der Natur für energetischen Schutz und Stärkung

Die Natur bietet uns eine Vielzahl von Möglichkeiten, um unsere Energie zu schützen, zu reinigen und zu stärken. Schutzsteine und ätherische Öle sind zwei der kraftvollsten Werkzeuge, die du nutzen kannst, um dein energetisches Feld zu stabilisieren und deine Schwingung zu erhöhen.

Schutzsteine tragen die Kraft der Erde in sich und können dich vor negativen Einflüssen bewahren, während ätherische Öle die reine Essenz von Pflanzen nutzen, um Körper, Geist und Seele in Balance zu bringen. In diesem Kapitel erfährst du, welche Steine und Öle besonders wirksam sind, wie du sie in deinen Alltag integrierst und welche Kombinationen dir dabei helfen, deine Energie zu schützen und zu revitalisieren.

1. Schutzsteine: Die Kraft der Mineralien für energetischen Schutz

Schutzsteine sind kraftvolle Helfer, wenn es darum geht, negative Energien abzuleiten, dein Energiefeld zu stabilisieren und deine innere Kraft zu stärken. Jeder Stein hat seine eigene Schwingung und Wirkung, die dich auf unterschiedliche Weise unterstützen kann.

1.1 Die besten Schutzsteine und ihre Wirkung

Schwarzer Turmalin – Der ultimative Schutzstein

- Wirkung: Absorbiert negative Energien, schützt vor elektromagnetischer Strahlung, stärkt die Aura
- Anwendung: Trage ihn als Anhänger, stelle ihn in deine Räume oder halte ihn in der Hand bei Meditationen

Amethyst – Der Stein der spirituellen Klarheit

- Wirkung: Klärt den Geist, schützt vor Fremdenergien, fördert die Intuition
- Anwendung: Lege ihn unter dein Kopfkissen für besseren Schlaf oder auf deinen Schreibtisch für mentale Klarheit

Rosenquarz – Schutz für das Herzchakra

- Wirkung: Schützt vor emotionalem Ballast, fördert Selbstliebe und Harmonie
- Anwendung: Trage ihn als Kette oder halte ihn während der Meditation in der Hand

Labradorit – Der Stein für energetische Abgrenzung

- Wirkung: Hilft hochsensiblen Menschen, ihre Energie zu bewahren, schützt vor Energie-Vampiren
- Anwendung: Trage ihn als Schmuckstück oder halte ihn in der Hand, wenn du dich in energetisch belastenden Umgebungen befindest

Obsidian – Der Schutzschild gegen negative Energien

- Wirkung: Hilft, negative Gedanken zu transformieren, stärkt das Wurzelchakra, schützt vor energetischen Angriffen
- Anwendung: Lege ihn unter dein Bett oder stelle ihn an einen Ort, an dem du dich oft aufhältst

1.2 Wie du Schutzsteine richtig reinigst und auflädst

Damit Schutzsteine ihre volle Kraft entfalten, solltest du sie regelmäßig reinigen und aufladen:

- Reinigung:
  - Unter fließendem Wasser abspülen (außer empfindliche Steine wie Selenit oder Pyrit)
  - In einer Schale mit Salz reinigen
  - Mit Räucherwerk (Salbei, Palo Santo) energetisch klären

- Aufladen:
  - In das Mondlicht legen (besonders Vollmond)
  - In die Erde eingraben
  - Auf einer Amethyst-Druse aufladen

2. Ätherische Öle: Pflanzliche Energien für Schutz und Kraft

Ätherische Öle tragen die Essenz der Pflanzen und wirken direkt auf unser Energiefeld. Sie können schützen, energetisieren, reinigen und heilen.

2.1 Die besten ätherischen Öle für Schutz und Energie

Lavendel – Schutz & Beruhigung

- Wirkung: Reinigt das Energiefeld, beruhigt den Geist, schützt vor negativen Schwingungen
- Anwendung: Einige Tropfen auf das Kopfkissen oder in die Duftlampe geben

Weihrauch – Spirituelle Reinigung & Verbindung

- Wirkung: Klärt das Energiefeld, vertreibt negative Energien, fördert Meditation und innere Klarheit
- Anwendung: Mit Trägeröl mischen und auf die Haut auftragen oder als Raumspray nutzen

Rosmarin – Energetischer Schutzschild

- Wirkung: Stärkt die Aura, schützt vor negativen Gedanken und Fremdenergien
- Anwendung: Einige Tropfen auf die Handgelenke reiben oder in der Duftlampe verdampfen

Zedernholz – Erdung & Stabilität

- Wirkung: Schafft ein energetisches Schutzschild, beruhigt das Nervensystem
- Anwendung: Auf die Fußsohlen auftragen oder mit Wasser als Schutzspray verwenden

Schwarzer Pfeffer – Energieverstärker

- Wirkung: Schützt vor Erschöpfung, stärkt die innere Widerstandskraft
- Anwendung: In Massageöl mischen oder in einer Aromatherapie-Anwendung nutzen

2.2 Anwendungsmöglichkeiten von ätherischen Ölen

- Direkt auftragen: Mische ätherische Öle mit einem Trägeröl (z. B. Mandelöl) und reibe sie auf Handgelenke, Herzchakra oder Fußsohlen.
- Raumbeduftung: Nutze eine Duftlampe oder einen Diffuser, um deine Räume energetisch zu reinigen und mit positiven Schwingungen zu füllen.
- Schutzspray: Mische einige Tropfen mit Wasser und Alkohol in einer Sprühflasche und sprühe es in deine Umgebung.
- Bäder: Füge ein paar Tropfen in dein Badewasser hinzu, um dich energetisch zu reinigen und zu stärken.

Für deine Notizen:

_____

_____

_____

_____

3. Kombination von Schutzsteinen & ätherischen Ölen für maximale Wirkung

Die Kombination von Schutzsteinen und ätherischen Ölen kann ihre Wirkung verstärken. Hier sind einige kraftvolle Kombinationen:

3.1 Schutzschild gegen negative Energien

- Schwarzer Turmalin + Rosmarinöl
- Anwendung: Trage den Turmalin als Schmuck und reibe Rosmarinöl auf deine Handgelenke.

3.2 Energetische Reinigung nach einem stressigen Tag

- Amethyst + Lavendelöl
- Anwendung: Lege den Amethyst unter dein Kopfkissen und nutze Lavendelöl in einer Duftlampe.

3.3 Schutz bei zwischenmenschlichen Konflikten

- Labradorit + Zedernholzöl
- Anwendung: Trage den Labradorit bei dir und nutze Zedernholzöl als Körperöl.

3.4 Spirituelle Klarheit & Intuition stärken

- Rosenquarz + Weihrauchöl
- Anwendung: Halte den Rosenquarz während der Meditation in der Hand und verdampfe Weihrauchöl im Raum.

Fazit: Schutzsteine & ätherische Öle als energetische Helfer im Alltag

Schutzsteine und ätherische Öle sind kraftvolle Begleiter, die dich dabei unterstützen, deine Energie zu bewahren, dich vor negativen Einflüssen zu schützen und deine Schwingung zu erhöhen. Indem du sie bewusst in deinen Alltag integrierst, kannst du dich leichter, klarer und energiegeladener fühlen. Nutze die Geschenke der Natur, um deine spirituelle Kraft zu entfalten!

Kapitel 41:
Deine wahre Essenz entfalten – Dein neues Ich erschaffen

Die Reise zu deinem wahren Selbst

Viele Menschen leben ihr Leben, ohne ihre wahre Essenz wirklich zu erkennen. Sie lassen sich von äußeren Erwartungen, gesellschaftlichen Normen oder alten Glaubensmustern lenken, ohne sich zu fragen, wer sie wirklich sind. Doch tief in dir schlummert eine kraftvolle Energie – deine wahre Essenz. Sie ist das, was dich einzigartig macht, dein authentisches Selbst, frei von Masken, Zweifeln und äußeren Einflüssen.

Die bewusste Entscheidung, dein neues Ich zu erschaffen, bedeutet, dich von alten Begrenzungen zu lösen und dein volles Potenzial zu entfalten. In diesem Kapitel erfährst du, wie du dein wahres Selbst erkennst, hinderliche Muster überwindest und dich bewusst in eine neue Version deiner selbst transformierst.

1. Was ist deine wahre Essenz?

1.1 Die Seele als Quelle deiner wahren Essenz

Deine wahre Essenz ist nicht dein Job, dein Name oder deine Rolle in der Gesellschaft. Sie ist die reine, unverfälschte Energie, die in deinem Innersten existiert. Deine Seele trägt Erinnerungen, Weisheiten und eine einzigartige Frequenz, die dich ausmacht. Wenn du in Einklang mit ihr bist, fühlst du dich lebendig, voller Freude und tief verbunden mit dem Leben.

1.2 Warum verlieren viele Menschen den Kontakt zu ihrer Essenz?

Viele Menschen entfernen sich von ihrem wahren Selbst, weil sie:

- Alte Glaubenssätze übernommen haben („Ich bin nicht gut genug", „Ich muss es allen recht machen")
- Ängste und Zweifel haben, sich selbst authentisch auszudrücken
- Von äußeren Erwartungen geleitet werden (Gesellschaft, Familie, Arbeit)
- Vergangene Verletzungen nicht verarbeitet haben und sich selbst schützen wollen

Doch das Gute ist: Deine wahre Essenz ist nie verloren. Sie wartet nur darauf, dass du sie wieder freilegst.

2. Die Blockaden erkennen und auflösen

Bevor du dein neues Ich erschaffen kannst, musst du die alten Lasten loslassen, die dich zurückhalten.

2.1 Identifikation hinderlicher Glaubenssätze

Frage dich: Welche Überzeugungen über mich selbst habe ich übernommen, die mich begrenzen? Beispiele:

- „Ich darf nicht auffallen."
- „Ich bin nicht talentiert genug."
- „Ich bin nicht wichtig."

Lösung:

1. Schreibe deine limitierenden Glaubenssätze auf.
2. Ersetze sie durch positive, kraftvolle Affirmationen. Beispiel: Statt „Ich bin nicht gut genug" → „Ich bin ein einzigartiges, kraftvolles Wesen."
3. Wiederhole diese Affirmationen täglich.

2.2 Emotionale Heilung: Alte Wunden transformieren

Emotionale Verletzungen aus der Vergangenheit können deine Energie blockieren. Übung zur Heilung:

1. Setze dich ruhig hin, atme tief ein und aus.
2. Erinnere dich an eine Situation, die dich verletzt hat.
3. Fühle die Emotionen, ohne sie zu bewerten oder zu unterdrücken.
4. Sage dir selbst: „Ich erkenne meinen Schmerz an. Ich lasse ihn los."
5. Stelle dir vor, wie ein goldenes Licht diesen Schmerz transformiert.

2.3 Loslassen von Erwartungen anderer

Ein großer Schritt zur Selbstverwirklichung ist, sich nicht mehr nach den Vorstellungen anderer zu richten. Stelle dir die Frage:

- Was will ICH wirklich, unabhängig von den Erwartungen anderer?
- Würde ich mein Leben genauso leben, wenn ich keine Angst vor Kritik hätte?

Tipp: Schreibe eine Liste von Dingen, die du für andere tust, aber die nicht wirklich aus diesem Herzen kommen. Überlege, wie du stattdessen authentischer handeln kannst.

3. Dein neues Ich bewusst erschaffen

3.1 Die Vision deines neuen Selbst

Um dein neues Ich zu erschaffen, brauchst du eine klare Vision davon, wer du sein möchtest. Übung:

1. Schließe die Augen und stelle dir dein zukünftiges Ich vor.
2. Wie sieht diese Person aus? Wie fühlt sie sich? Wie handelt sie?
3. Schreibe diese Vision auf und formuliere sie positiv: „Ich bin selbstbewusst, strahle innere Kraft aus und gehe meinen Herzensweg."

3.2 Veränderung beginnt im Hier und Jetzt

Oft warten wir auf den „perfekten" Moment, um Veränderungen umzusetzen. Doch dein neues Ich beginnt genau jetzt!

- Handle so, als wärst du bereits die beste Version deiner selbst.
- Treffe Entscheidungen aus dieser neuen Perspektive heraus.
- Erkenne alte Muster, wenn sie sich zeigen, und entscheide dich bewusst für eine neue Reaktion.

3.3 Energieanhebung durch bewusste Rituale

Um dein Energiefeld zu stabilisieren und deine Transformation zu unterstützen, kannst du täglich bewusst deine Schwingung erhöhen.

Kraftvolle Rituale:

- Morgens: Meditation, um dich mit deiner Essenz zu verbinden
- Tagsüber: Bewusstes Handeln im Einklang mit deinem neuen Ich
- Abends: Dankbarkeitspraxis für deine Fortschritte

4. Praktische Übungen zur Aktivierung deiner wahren Essenz

4.1 Die Spiegel-Übung für Selbstliebe

1. Stelle dich vor einen Spiegel, schaue dir in die Augen.
2. Sage laut: „Ich sehe dich. Ich erkenne deine Schönheit und Stärke."
3. Wiederhole täglich, bis du es wirklich fühlen kannst.

_____

_____

_____

4.2 Schreiben als Manifestationstool

Schreibe jeden Tag auf:

- „Mein neues Ich ist…"
- „Ich lebe meine wahre Essenz, indem ich…"
- „Heute entscheide ich mich für…"

4.3 Die Herzöffnungs-Meditation

1. Lege deine Hände auf dein Herz.
2. Atme tief ein und stelle dir vor, wie goldenes Licht dein Herz umhüllt.
3. Fühle, wie sich dein Herz öffnet und deine wahre Essenz strahlen kann.

Fazit: Du bist die Schöpferin / der Schöpfer deiner Realität

Die Entfaltung deiner wahren Essenz ist keine einmalige Entscheidung, sondern ein bewusster, liebevoller Prozess. Je mehr du dich mit deinem Innersten verbindest, desto mehr wirst du dein neues Ich auf allen Ebenen verkörpern.

Lebe dein Leben aus deiner tiefsten Wahrheit heraus, frei von alten Mustern, Ängsten und Zweifeln. Deine Essenz ist einzigartig – es ist Zeit, dass du sie voll und ganz lebst!

Für deine Notizen:

_____

_____

_____

_____

_____

_____

_____

_____

_____

_____

_____

Kapitel 42:
Wer du wirklich bist, wenn du frei von Ballast bist

Die Suche nach deinem wahren Selbst

Wer bist du wirklich – abseits von all den Erwartungen, Rollen und Masken, die du im Laufe deines Lebens angenommen hast? Oft definieren wir uns durch unsere Vergangenheit, unsere Ängste oder durch das, was andere von uns erwarten. Doch unter all diesen Schichten liegt dein wahres Selbst verborgen – frei von Ballast, frei von Einschränkungen, frei von äußeren Einflüssen.

In diesem Kapitel erfährst du, wie du dich von den Lasten befreist, die dich daran hindern, dein authentisches Ich zu leben. Du wirst erkennen, dass in dir eine unbegrenzte Kraft, Freude und Freiheit steckt – und dass du diese jederzeit aktivieren kannst.

1. Was bedeutet es, frei von Ballast zu sein?

Freiheit bedeutet nicht nur, äußere Ketten abzulegen, sondern vor allem die inneren Blockaden zu lösen, die dich zurückhalten. Wahre Freiheit entsteht, wenn du:

- Alte Verletzungen loslässt und nicht mehr in der Vergangenheit lebst
- Dich von Ängsten und Selbstzweifeln befreist
- Erwartungen anderer loslässt und dein Leben nach deinen eigenen Maßstäben lebst
- Innere Klarheit gewinnst über das, was du wirklich willst
- Vergebung praktizierst – für dich selbst und andere

Frei zu sein bedeutet, dich in deiner reinsten Form zu erkennen – als kraftvolle, strahlende Seele mit einem einzigartigen Lebensweg.

2. Die Lasten, die dich von deinem wahren Selbst trennen

2.1 Emotionale Altlasten: Die unsichtbaren Ketten der Vergangenheit

Viele Menschen tragen unbewusst emotionale Altlasten mit sich herum. Diese können sein:

- Unverarbeitete Kindheitsverletzungen
- Verletzungen aus vergangenen Beziehungen
- Schuldgefühle oder Scham über frühere Entscheidungen
- Unausgesprochene Worte und unerfüllte Sehnsüchte

Übung zur emotionalen Reinigung:

1. Schreibe auf, welche emotionalen Altlasten dich belasten.
2. Atme tief ein und stelle dir vor, wie du diese Lasten in einen Luftballon gibst.
3. Lass den Ballon in deiner Vorstellung los und beobachte, wie er davonfliegt.

2.2 Negative Glaubenssätze: Die inneren Fesseln lösen

Wir alle haben tief verankerte Glaubenssätze, die uns unbewusst limitieren. Beispiele:

- „Ich bin nicht gut genug."
- „Ich muss es allen recht machen."
- „Ich darf nicht zu viel verlangen."
- „Ich bin nicht wichtig."

Transformation:

- Ersetze negative Glaubenssätze durch stärkende Affirmationen:
    - *„Ich bin wertvoll."*
    - *„Ich erlaube mir, mein wahres Selbst zu leben."*
    - *„Ich bin frei, mein Leben nach meinen eigenen Regeln zu gestalten."*

2.3 Äußere Erwartungen: Das Loslassen der Masken

Oft passen wir uns an, um geliebt oder akzeptiert zu werden. Doch dadurch entfernen wir uns immer weiter von unserem wahren Selbst.

Fragen zur Reflexion:

- Welche Erwartungen anderer halte ich noch aufrecht, obwohl sie mir nicht guttun?
- Was würde ich tun, wenn ich keine Angst vor Ablehnung hätte?
- Wie fühlt es sich an, mein wahres Selbst zu leben, ohne mich anzupassen?

3. Dein wahres Ich entfalten: Die Reise zu dir selbst

3.1 Die Essenz deines wahren Selbst entdecken

Wenn du frei von Ballast bist, wirst du erkennen, dass du:

- Ein Wesen voller Liebe, Kraft und Kreativität bist
- Nicht deine Vergangenheit bist – sondern dein gegenwärtiges Sein
- Alles in dir trägst, was du brauchst, um ein erfülltes Leben zu erschaffen

Übung: Schreibe spontan auf: *„Mein wahres Ich ist…"* und notiere alles, was dir in den Sinn kommt. Wiederhole dies an verschiedenen Tagen und beobachte, wie sich dein Selbstbild transformiert.

3.2 Neue Entscheidungen aus deiner wahren Essenz heraus treffen

Wenn du dein wahres Ich lebst, triffst du Entscheidungen nicht mehr aus Angst oder Unsicherheit, sondern aus innerer Klarheit. Stelle dir in wichtigen Momenten die Frage:

„Würde mein freies, wahres Ich diese Entscheidung treffen?"

3.3 Die Energie deines neuen Selbst verkörpern

Das Erkennen deines wahren Selbst reicht nicht aus – du musst es auch aktiv leben!

Rituale zur Stärkung deines authentischen Selbst:

- Morgens: Meditation, um dich mit deiner Essenz zu verbinden
- Tagsüber: Bewusst handeln – sei mutig, zeige dich echt
- Abends: Reflexion: War ich heute mein authentisches Selbst? Wo kann ich noch mehr Freiheit zulassen?

4. Praktische Übungen für ein freies, selbstbestimmtes Leben

4.1 Die Spiegel-Übung für Selbstannahme

1. Stelle dich vor einen Spiegel und schaue dir tief in die Augen.
2. Sage laut: „Ich sehe dich. Ich liebe dich. Ich erkenne dich in deiner wahren Kraft."
3. Wiederhole dies täglich, bis du es fühlst.

4.2 Die „Was würde ich tun, wenn ich frei wäre?"-Methode

Immer wenn du vor einer Entscheidung stehst, frage dich:

- „Wenn ich frei wäre, was würde ich jetzt tun?"
- „Wenn keine Angst mich zurückhält, welche Wahl treffe ich?"

Notiere deine Antworten und beginne, danach zu handeln.

Der Manifestationsbrief an dein zukünftiges Ich

1. Schreibe einen Brief aus der Perspektive deines zukünftigen, befreiten Ichs.
2. Beschreibe dein Leben, deine Gefühle, deine Energie – als ob es bereits Realität wäre.
3. Lies diesen Brief regelmäßig, um deine Transformation bewusst zu lenken.

Fazit: Du bist bereits frei – es ist Zeit, dich daran zu erinnern

Dein wahres Selbst wartet darauf, dass du es entdeckst und lebst. Freiheit bedeutet nicht, jemand Neues zu werden – sondern all das loszulassen, was dich von deinem natürlichen Sein abgehalten hat.

Wenn du frei von Ballast bist, wirst du: Klarer denken und fühlen. Mutig Entscheidungen aus deinem Herzen treffen. Deine Energie auf natürliche Weise anheben. In Liebe und Selbstannahme leben.

Die Zeit ist jetzt. Beginne heute damit, deine wahre Essenz zu entfalten und dein Leben nach deinen eigenen Regeln zu erschaffen!

Für deine Notizen:

Kapitel 43:
Dein neues Selbstbild kreieren – Die kraftvolle Visualisierungstechnik

Die Macht der inneren Bilder

Unser Selbstbild bestimmt unser Leben. Es beeinflusst, wie wir denken, fühlen, handeln und welche Entscheidungen wir treffen. Doch oft basiert unser Selbstbild auf alten Erfahrungen, limitierenden Glaubenssätzen oder äußeren Erwartungen. Die gute Nachricht ist: Du kannst dein Selbstbild jederzeit neu erschaffen – durch bewusste Visualisierung.

Visualisierung ist eine der kraftvollsten Techniken, um dein Gehirn neu zu programmieren und dein Leben aktiv zu gestalten. In diesem Kapitel erfährst du, wie du durch gezielte Visualisierungen dein ideales Selbstbild kreierst und es tief in dein Unterbewusstsein verankerst. Du wirst lernen, alte Begrenzungen loszulassen und ein kraftvolles, authentisches Selbst zu erschaffen, das dein volles Potenzial entfaltet.

1. Warum ist dein Selbstbild so entscheidend?

1.1 Dein Selbstbild als innerer Kompass

Dein Selbstbild ist das, was du tief in dir über dich selbst glaubst. Es formt:

- Deine Identität und deine Wahrnehmung von dir selbst
- Deine Fähigkeiten und dein Selbstvertrauen
- Deine Entscheidungen und Handlungen
- Deine Beziehungen zu anderen Menschen
- Dein allgemeines Lebensgefühl und deine Energie

1.2 Wie dein aktuelles Selbstbild dich limitieren kann

Oft sind wir uns nicht bewusst, dass unser jetziges Selbstbild uns einschränkt. Wenn du z. B. tief in dir glaubst, dass du nicht erfolgreich sein kannst, wirst du dich unbewusst selbst sabotieren. Häufige negative Selbstbilder sind:

- „Ich bin nicht gut genug."
- „Ich bin nicht talentiert genug."
- „Ich verdiene keinen Erfolg."
- „Ich bin nicht liebenswert."

Die gute Nachricht: Dein Selbstbild ist formbar. Du kannst es bewusst umgestalten – und das beginnt mit der richtigen Visualisierungstechnik.

2. Die Kraft der Visualisierung für dein neues Selbstbild

2.1 Was ist Visualisierung und warum funktioniert sie?

Visualisierung ist das bewusste Erschaffen von inneren Bildern, die dein Gehirn als Realität abspeichert. Dein Unterbewusstsein kann nicht zwischen echten Erlebnissen und intensiv vorgestellten Bildern unterscheiden. Das bedeutet: Wenn du dir dein neues Selbstbild intensiv genug vorstellst, beginnt dein Gehirn, neue neuronale Verknüpfungen zu erschaffen – und du veränderst dich von innen heraus.

2.2 Wissenschaftlicher Hintergrund: Wie Visualisierung dein Gehirn verändert

- Durch wiederholte Visualisierung entstehen neuronale Netzwerke, die dein neues Selbstbild festigen.
- Dein Gehirn setzt dabei dieselben Botenstoffe frei, als würdest du das visualisierte Szenario tatsächlich erleben.
- Visualisierung stärkt deine Selbstwirksamkeit – du beginnst, an deine neue Identität zu glauben und handelst entsprechend.

3. Dein neues Selbstbild kreieren – Die 3-Schritt-Visualisierungstechnik

Diese Technik hilft dir, dein neues Selbstbild tief in dein Unterbewusstsein zu verankern.

Schritt 1: Die Klarheitsphase – Dein ideales Selbst definieren

Bevor du visualisierst, musst du klar definieren, welches Selbstbild du erschaffen möchtest.

Übung:

- Setze dich in Ruhe hin und schreibe folgende Fragen auf:
    1. Wer bin ich in meiner kraftvollsten Version?
    2. Wie denke, fühle und handle ich?
    3. Wie treffe ich Entscheidungen?
    4. Wie gehe ich mit Herausforderungen um?
    5. Welche Ausstrahlung habe ich?

- Formuliere dein neues Selbstbild in positiven Sätzen, z. B.:
    - *„Ich bin eine selbstbewusste, strahlende und entschlossene Person."*
    - *„Ich bin voller Energie, liebe mein Leben und manifestiere meine Ziele mühelos."*
    - *„Ich bin erfolgreich, weil ich mir vertraue und aus meiner Kraft heraus handle."*

Schritt 2: Die Visualisierungsphase – Dein neues Selbstbild verinnerlichen

Jetzt geht es darum, dieses neue Selbstbild durch eine tiefe Visualisierung in deinem Unterbewusstsein zu verankern.

Anleitung für eine kraftvolle Visualisierung:

1. Finde einen ruhigen Ort, setze dich entspannt hin und schließe die Augen.
2. Atme tief ein und aus, bis du dich vollkommen entspannt fühlst.
3. Stelle dir dein neues Selbstbild in allen Details vor:
   - Wie siehst du aus? Welche Haltung hast du?
   - Wie sprichst du? Welche Worte benutzt du?
   - Welche Energie strahlst du aus?
   - Wie reagieren andere auf dich?
   - Welche Erfolge feierst du?
4. Nutze alle Sinne: Spüre die Emotionen, höre die Stimmen, rieche die Umgebung – mache das Bild so lebendig wie möglich.
5. Bleibe mindestens 5–10 Minuten in dieser Visualisierung und spüre die neue Energie in dir.
6. Öffne langsam die Augen und sage dir: *„Ich bin bereit, dieses neue Ich zu leben."*

Schritt 3: Die Handlungsphase – Dein neues Selbstbild im Alltag verkörpern

Damit sich dein neues Selbstbild festigt, musst du es täglich in deinen Handlungen widerspiegeln.

So integrierst du dein neues Selbstbild in deinen Alltag:

- Affirmationen: Wiederhole täglich Sätze wie „Ich bin stark und selbstbewusst."
- Spiegelarbeit: Schaue dir in die Augen und sage dein neues Selbstbild laut.
- Neue Entscheidungen treffen: Handle bewusst so, wie es dein neues Ich tun würde.
- Tägliche Mini-Visualisierungen: Stell dir morgens für 2 Minuten dein neues Ich vor.

4. Häufige Blockaden und wie du sie überwindest

4.1 Zweifel und alte Muster loslassen

Es kann sein, dass sich dein Verstand wehrt, weil dein altes Selbstbild tief verankert ist. Das ist normal!

- Lösung: Wenn Zweifel auftauchen, sage dir: „Das ist meine Vergangenheit, ich erschaffe jetzt meine Zukunft."

4.2 Ungeduld – Warum Veränderungen Zeit brauchen

Visualisierung ist eine kraftvolle Methode, aber sie braucht Zeit und Wiederholung.

- Lösung: Erinnere dich daran, dass dein Gehirn mit jeder Wiederholung neue Netzwerke bildet. Bleib dran!

4.3 Negative äußere Einflüsse abwehren

Manchmal zweifelt dein Umfeld an deiner Veränderung.

- Lösung: Umgebe dich mit positiven Menschen und bleibe fokussiert auf deine innere Entwicklung.

Fazit: Dein neues Selbstbild ist der Schlüssel zu deiner Transformation

Du hast die Macht, dein Selbstbild bewusst zu formen und damit dein Leben zu verändern. Durch gezielte Visualisierung kannst du dein Unterbewusstsein auf Erfolg, Selbstbewusstsein und innere Stärke programmieren.

Erinnere dich: Du bist nicht deine Vergangenheit. Du bist die Schöpferin oder der Schöpfer deiner Zukunft. Beginne heute damit, dein kraftvollstes, strahlendes Selbstbild zu erschaffen – und lebe es mit voller Energie!

Für deine Notizen:

Kapitel 44:
Der tägliche Detox-Ritual-Plan für nachhaltige Transformation

Warum täglicher Detox für deine Transformation entscheidend ist

Jeden Tag nehmen wir nicht nur physische Gifte über Nahrung und Umwelt auf, sondern auch energetische, emotionale und mentale Belastungen. Gedankenmuster, Stress, negative Energien und emotionale Altlasten blockieren oft unsere Transformation und unser wahres Potenzial.

Ein tägliches Detox-Ritual hilft dir dabei, diese Belastungen kontinuierlich loszulassen und dein gesamtes System – Körper, Geist und Seele – zu reinigen. Dieser Plan unterstützt dich dabei, deine Energie zu steigern, Klarheit zu gewinnen und deine Transformation nachhaltig zu gestalten.

Das Geheimnis der Veränderung liegt in der Beständigkeit. Die folgende Detox-Routine ist darauf ausgerichtet, deinen Alltag so zu strukturieren, dass du mit Leichtigkeit und ohne Überforderung dein volles Potenzial entfalten kannst.

1. Die Grundlagen des täglichen Detox-Rituals

1.1 Was bedeutet Detox auf allen Ebenen?

Detox ist mehr als nur eine physische Entgiftung. Es umfasst vier zentrale Bereiche:

- Physischer Detox (Entgiftung des Körpers von Schadstoffen)
- Mentaler Detox (Loslassen von negativen Gedankenmustern)
- Emotionaler Detox (Verarbeitung und Befreiung von angestauten Emotionen)
- Energetischer Detox (Reinigung der Aura und des Energiefelds)

1.2 Warum täglicher Detox essentiell für deine Transformation ist

- Du befreist dich kontinuierlich von alten Mustern und Blockaden.
- Dein Körper bleibt gesund und vital.
- Du entwickelst mentale Klarheit und emotionale Ausgeglichenheit.
- Du erhöhst deine Energie und Lebensfreude.

2. Dein täglicher Detox-Ritual-Plan

Damit Detox nachhaltig wirkt, sollte es als tägliches Ritual integriert werden. Dieser Plan ist so strukturiert, dass er verschiedene Ebenen der Reinigung anspricht und flexibel anpassbar ist.

Morgen-Rituale: Der kraftvolle Start in den Tag

Der Morgen ist die wichtigste Zeit für Detox, da der Körper über Nacht entgiftet. Hier setzt du bewusst Impulse für den Tag:

2.1 Physischer Detox: Reinigung von innen

- Zitronenwasser auf nüchternen Magen: Unterstützt die Leber und bringt das Verdauungssystem in Schwung.
- Zungenschaben: Entfernt Giftstoffe aus dem Mundraum.
- Leichte Dehnübungen oder Yoga: Unterstützt die Lymphdrainage und fördert die Durchblutung.

2.2 Mentaler Detox: Klarheit und Fokus

- Dankbarkeitsjournal: Schreibe drei Dinge auf, für die du dankbar bist.
- Morgen-Visualisierung: Stelle dir vor, wie dein idealer Tag abläuft.
- Positive Affirmationen: Starte mit Sätzen wie: „Ich bin voller Energie und Klarheit."

2.3 Emotionaler Detox: Innere Balance herstellen

- Tiefes Atmen: Atme bewusst ein und aus, um Anspannung loszulassen.
- Mini-Selbstgespräch: Frage dich: „Wie fühle ich mich heute?" und gib dir selbst eine liebevolle Antwort.

2.4 Energetischer Detox: Schutz und Reinigung

- Aura-Reinigung mit Wasser: Stelle dir vor, wie das Wasser in der Dusche alle Fremdenergien von dir abspült.
- Visualisierung eines Schutzschildes: Umhülle dich mit einer goldenen Lichtkugel.

Mittags-Rituale: Energie aufrechterhalten und Reset für den Tag

Oft sammeln sich am Vormittag bereits Stress oder Fremdenergien an. Diese Detox-Techniken helfen dir, dich wieder zu zentrieren.

3.1 Physischer Detox: Leichte, nährende Nahrung

- Iss bewusst und wähle leicht verdauliche, natürliche Lebensmittel.
- Trinke Detox-Tees mit Kräutern wie Brennnessel, Ingwer oder Löwenzahn.

3.2 Mentaler Detox: Pause für den Geist

- 5-Minuten-Meditation: Stelle dir vor, wie dein Geist gereinigt wird.
- Achtsames Atmen: Nutze eine einfache Technik, z. B. die 4-7-8-Methode (4 Sekunden einatmen, 7 Sekunden halten, 8 Sekunden ausatmen).

3.3 Emotionaler Detox: Gefühle loslassen

- Freie Bewegung: Schüttle Stress und Anspannung aus dem Körper.
- Schreib-Übung: Notiere störende Gedanken und zerreiße das Papier anschließend bewusst.

3.4 Energetischer Detox: Raum klären

- Kurzes Räucherritual mit Salbei oder Palo Santo.
- Energetisches Bürsten: Mit den Händen von Kopf bis Fuß alte Energie abschütteln.

Abend-Rituale: Tiefere Reinigung und Regeneration

Der Abend ist die beste Zeit, um tiefsitzende Muster zu lösen und Heilung zu ermöglichen.

4.1 Physischer Detox: Entlastung für den Körper

- Detox-Bad mit Salz oder ätherischen Ölen: Entfernt energetische und körperliche Belastungen.
- Leichte Mahlzeit am Abend: Vermeide schwere Nahrung, um die Verdauung zu entlasten.

4.2 Mentaler Detox: Loslassen des Tages

- Tagebuch schreiben: Notiere die wichtigsten Erlebnisse und was du loslassen möchtest.
- Digitale Detox-Zeit: Verzichte mindestens eine Stunde vor dem Schlafengehen auf Bildschirme.

4.3 Emotionaler Detox: Heilung einladen

- Vergebungsritual: Schließe den Tag mit innerem Frieden ab. Sage: „Ich vergebe mir und anderen für alles, was heute war."
- Selbstliebe-Affirmationen: „Ich bin sicher, ich bin geliebt, ich bin genug."

4.4 Energetischer Detox: Reinigung vor dem Schlafen

- Räuchern mit Lavendel oder Weihrauch für tiefen Schlaf.
- Visualisierung einer violetten Flamme: Stelle dir vor, wie alle negativen Energien in violettem Licht verbrennen.

5. Integration des Detox-Rituals in deinen Alltag

Damit dein Detox-Ritual nachhaltig wirkt, ist es wichtig, dass du es regelmäßig praktizierst.

Tipps für die Umsetzung:

- Beginne mit kleinen Schritten und steigere dich nach und nach.
- Finde heraus, welche Techniken dir am meisten helfen.
- Ersetze alte, negative Gewohnheiten schrittweise durch Detox-Rituale.
- Schaffe feste Zeiten, um Routinen zu etablieren.
- Mache Detox zu einem bewussten Selbstfürsorge-Act – nicht zu einer Pflicht.

Fazit: Deine tägliche Reinigung für ein neues Leben

Mit diesem Detox-Ritual-Plan schaffst du eine kraftvolle Grundlage für deine nachhaltige Transformation. Durch die tägliche Reinigung auf körperlicher, mentaler, emotionaler und energetischer Ebene befreist du dich von alten Lasten, stärkst deine Schwingung und öffnest dich für deine höchste Version.

Der Schlüssel zur Transformation liegt in deiner Beständigkeit – wenn du diesen Ritual-Plan regelmäßig umsetzt, wirst du spüren, wie du dich von innen heraus veränderst. Dein wahres, strahlendes Selbst wartet darauf, sich voll zu entfalten!

Für deine Notizen:

TEIL 3: (Mind) Die Umsetzung
Dein nächster Schritt zur Transformation

Transformation beginnt mit deiner Entscheidung

Die Theorie zu kennen ist das eine – die echte Veränderung geschieht jedoch erst durch bewusste Umsetzung. Viele Menschen spüren den Wunsch nach Transformation, doch sie scheitern oft an den gleichen Punkten: Sie wissen nicht genau, wo sie anfangen sollen, oder sie verlieren sich in alten Mustern.

Dieser Teil des Buches hilft dir, deine Transformation auf eine konkrete, nachhaltige Weise in deinen Alltag zu integrieren. Du erfährst, wie du deine Fortschritte langfristig sicherst, mit Herausforderungen umgehst und jeden Tag aktiv an deiner Veränderung arbeitest.

Lass uns gemeinsam den nächsten Schritt gehen – hin zu einem Leben, das wirklich deinem wahren Selbst entspricht.

1. Der wichtigste Schritt: Die bewusste Entscheidung zur Veränderung

Jede nachhaltige Transformation beginnt mit einer klaren Entscheidung. Ohne diesen bewussten Entschluss bleiben viele Menschen in alten Mustern stecken.

1.1 Die Macht deiner Entscheidung

- Eine Entscheidung gibt deiner Transformation eine klare Richtung.
- Sie schafft Verbindlichkeit – dir selbst gegenüber.
- Ohne eine Entscheidung bleibt Veränderung ein vages Konzept statt einer echten Erfahrung.

Übung:

- Schreibe auf: „Ich entscheide mich bewusst für meine Transformation, weil…" und ergänze deine eigene Begründung.
- Lies diese Entscheidung jeden Morgen laut, um dein Unterbewusstsein darauf auszurichten.

2. Dein individueller Transformationsplan

Jeder Mensch ist einzigartig, daher gibt es keinen allgemeinen „One-Size-Fits-All"-Plan für Transformation. Doch es gibt bewährte Methoden, mit denen du dir einen persönlichen Plan erstellen kannst.

2.1 Dein Ausgangspunkt: Wo stehst du gerade?

- Welche Bereiche in deinem Leben möchtest du transformieren?
- Welche alten Muster oder Blockaden halten dich zurück?
- Was ist dein größter Wunsch für deine Transformation?

Übung: Nimm dir 10 Minuten Zeit und schreibe ehrlich auf, wo du gerade stehst und was dich bisher daran gehindert hat, deine volle Kraft zu entfalten.

2.2 Dein Zielbild: Wer möchtest du sein?

Transformation ist der Weg von deinem aktuellen Ich zu deinem höchsten Selbst. Um dein Ziel zu erreichen, musst du zuerst wissen, wohin du gehen möchtest.

Übung:

- Schreibe in einem Brief an dein zukünftiges Selbst: „Ich bin so dankbar, dass ich jetzt..." und beschreibe deine Vision so, als wäre sie bereits Realität.
- Lies diesen Brief täglich, um dich mit deiner Vision zu verbinden.

2.3 Die 3-Schritte-Methode zur Transformation

1. **Reflexion:** Erkenne deine aktuellen Muster und Glaubenssätze.
2. **Erneuerung:** Ersetze alte Gedanken durch neue, stärkende Überzeugungen.
3. **Handlung:** Setze deine neuen Überzeugungen bewusst in deinem Alltag um.

3. Die Umsetzung: Deine täglichen Rituale für nachhaltige Veränderung

Veränderung geschieht nicht über Nacht – sie entsteht durch konstante, bewusste Entscheidungen. Rituale helfen dir, deine Transformation in dein tägliches Leben zu integrieren.

3.1 Morgenroutine für einen kraftvollen Start

- Dankbarkeitspraxis: Schreibe 3 Dinge auf, für die du dankbar bist.
- Affirmationen: Sprich kraftvolle Sätze, die dein neues Selbst stärken.
- Visualisierung: Stelle dir dein ideales Selbst vor und spüre die Energie.
- Bewegung & Atemübungen: Starte mit Yoga, Dehnungen oder bewusster Atmung.

3.2 Tagesbewusstsein für beständige Transformation

- Sei dir den ganzen Tag über bewusst, ob du aus alten oder neuen Mustern heraus handelst.
- Stelle dir immer wieder die Frage: „Wie würde mein zukünftiges Ich in dieser Situation reagieren?"
- Führe ein Transformationstagebuch, um deine Fortschritte festzuhalten.

3.3 Abendroutine zur Integration der Veränderungen

- Reflexion: Notiere deine größten Erkenntnisse des Tages.
- Loslassen: Schreibe auf, was du heute loslassen möchtest.
- Visualisierung: Stelle dir dein zukünftiges Ich kurz vor dem Schlafengehen vor.

4. Umgang mit Herausforderungen und Rückfällen

Transformation ist kein linearer Prozess – es gibt Höhen und Tiefen. Das Wichtigste ist, wie du mit Herausforderungen umgehst.

4.1 Die häufigsten Hindernisse und wie du sie überwindest

- Zweifel & Ängste: Erinnere dich daran, warum du dich für diesen Weg entschieden hast.
- Alte Muster tauchen wieder auf: Sei nicht hart zu dir – das ist ein natürlicher Teil des Prozesses.
- Mangelnde Motivation: Erstelle eine Visionstafel mit Bildern deiner gewünschten Zukunft.
- Externe Einflüsse: Umgib dich mit Menschen, die deine Transformation unterstützen.

4.2 Der Notfallplan für schwierige Tage

- Atme tief durch und erkenne: Du bist nicht zurückgefallen – du wächst.
- Lies deinen Brief an dein zukünftiges Ich.
- Höre inspirierende Musik oder motivierende Podcasts.
- Erinnere dich daran, dass Transformation ein lebenslanger Prozess ist.

5. Dein nächster Schritt: Die Integration in dein Leben

5.1 Die Magie der kleinen Schritte

Transformation geschieht durch tägliche, bewusste Handlungen. Setze dir keine zu großen Ziele, sondern beginne mit kleinen, machbaren Veränderungen.

5.2 Die 30-Tage-Transformations-Challenge

- Tag 1–10: Fokus auf Bewusstwerdung – beobachte deine Muster.
- Tag 11–20: Einführung neuer Routinen – integriere Affirmationen & Visualisierung.
- Tag 21–30: Bewusstes Handeln – treffe Entscheidungen aus deinem neuen Selbst heraus.

5.3 Der Schlüssel: Dranbleiben und Geduld haben

Transformation ist ein Prozess. Sei liebevoll mit dir selbst und vertraue darauf, dass jede bewusste Entscheidung dich näher zu deinem höchsten Potenzial bringt.

Fazit: Du bist bereit für deine Transformation

Du hast nun das Wissen, die Werkzeuge und den Plan, um deine Transformation aktiv in dein Leben zu integrieren. Jetzt liegt es an dir, diesen Weg voller Vertrauen zu gehen.

Dein nächster Schritt ist die bewusste Entscheidung, heute und jeden Tag aufs Neue für deine höchste Version zu wählen. Die Veränderung beginnt genau jetzt – in diesem Moment.

Mach den ersten Schritt. Dein neues, kraftvolles Leben wartet auf dich!

Für deine Notizen:

_____

_____

_____

_____

_____

_____

_____

_____

_____

_____

_____

_____

Kapitel 45:
Deine 30-Tage-Detox-Challenge - Dein neuer Lebensstil beginnt jetzt!

Warum eine 30-Tage-Detox-Challenge dein Leben verändern kann

Viele Menschen wünschen sich eine tiefgehende Transformation, wissen aber nicht genau, wo sie anfangen sollen. Oft halten alte Gewohnheiten, limitierende Glaubenssätze und toxische Muster uns davon ab, unser volles Potenzial zu entfalten. Die Lösung? Ein gezielter Detox – auf körperlicher, mentaler, emotionaler und energetischer Ebene.

Diese 30-Tage-Detox-Challenge ist mehr als nur eine Reinigung – sie ist eine Neuausrichtung deines gesamten Systems. Sie hilft dir, negative Muster loszulassen, neue gesunde Gewohnheiten zu etablieren und mit klarem Fokus dein Leben zu transformieren. Die nächsten 30 Tage sind eine Reise zu einem kraftvollen, freien und erfüllten Ich.

Bist du bereit, dein Leben auf das nächste Level zu bringen? Dann starte jetzt!

1. Die vier Säulen der 30-Tage-Detox-Challenge

Diese Challenge basiert auf einem ganzheitlichen Ansatz, der vier essenzielle Ebenen umfasst:

1. **Physischer Detox** – Entgiftung deines Körpers durch bewusste Ernährung, Bewegung und Reinigung.
2. **Mentaler Detox** – Loslassen von negativen Gedankenmustern, Glaubenssätzen und mentalem Chaos.
3. **Emotionaler Detox** – Befreiung von angestauten Emotionen, alten Verletzungen und Blockaden.
4. **Energetischer Detox** – Reinigung deiner Aura, Erhöhung deiner Schwingung und Schutz vor Fremdenergien.

Jede dieser Ebenen wird in den nächsten 30 Tagen systematisch angesprochen, um eine nachhaltige Transformation zu ermöglichen.

Für deine Notizen:

_____

_____

_____

_____

_____

2. Dein 30-Tage-Detox-Plan – Tag für Tag zu deinem neuen Selbst

Woche 1: Der sanfte Einstieg – Bewusstes Loslassen & Vorbereitung

In der ersten Woche geht es darum, sanft in die Detox-Challenge einzusteigen, Bewusstsein für alte Muster zu schaffen und den Körper auf die bevorstehende Transformation vorzubereiten.

Für deine Notizen:

Tag 1-3: Bewusstes Starten & Loslassen

- Physischer Detox: Trinke morgens Zitronenwasser, reduziere Zucker und verarbeiteten Alkohol.
- Mentaler Detox: Schreibe 3 limitierende Glaubenssätze auf, die dich zurückhalten, und ersetze sie durch positive Affirmationen.
- Emotionaler Detox: Führe ein Tagebuch über deine Gefühle, ohne sie zu bewerten.
- Energetischer Detox: Starte mit einer kurzen Morgendankbarkeitsmeditation.

Für deine Notizen:

Tag 4-7: Körperliche & geistige Reinigung vertiefen

- Ernährung: Ersetze eine Mahlzeit durch einen nährstoffreichen Smoothie.
- Bewegung: Beginne mit täglichen 15-Minuten-Spaziergängen.
- Geistige Klarheit: 5 Minuten geführte Meditation zur Beruhigung des Geistes.
- Energetische Reinigung: Erste Räucherung mit Salbei oder Palo Santo.

Für deine Notizen:

Woche 2: Tiefer gehen – Muster auflösen & Energie erhöhen

Jetzt, da dein Körper und Geist vorbereitet sind, ist es Zeit, tiefer zu gehen und toxische Muster gezielt zu eliminieren.

Tag 8-10: Alte Gewohnheiten bewusst durchbrechen

- Körper: Verzichte auf Kaffee und ersetze ihn durch Kräutertee oder grünen Tee.
- Geist: Mache eine Digital-Detox-Phase für mindestens 3 Stunden täglich.
- Emotionen: Schreibe einen Brief an dein früheres Ich und vergebe dir selbst.
- Energie: Visualisiere eine goldene Schutzkugel um dich herum.

Für deine Notizen:

_____

_____

_____

_____

_____

_____

_____

_____

_____

_____

_____

_____

_____

_____

_____

_____

_____

_____

_____

_____

Tag 11-14: Deine neue Energie festigen

- Körperliche Reinigung: Ein Salzbad nehmen, um Giftstoffe auszuleiten.
- Mentale Klarheit: Journaling über deine größten Durchbrüche der letzten Tage.
- Emotionale Heilung: Praktiziere Vergebungsrituale.
- Energetische Erneuerung: Arbeite mit Schutzsteinen wie schwarzem Turmalin.

Für deine Notizen:

Woche 3: Deine Transformation verankern & neue Kraft aufbauen

Diese Woche steht im Zeichen der Integration – du stabilisierst die neuen Gewohnheiten und spürst die tiefgehende Veränderung.

Tag 15-18: Energiebooster & Neuausrichtung

- Ernährung: Einführung von Intervallfasten oder bewusster Ernährung ohne Ablenkung.
- Mentaler Detox: Achtsamkeit im Alltag – beobachte deine Gedanken bewusst.
- Emotionale Transformation: Fühle deine Emotionen vollständig, ohne sie zu unterdrücken.
- Energetischer Schutz: Arbeit mit Erzengel Michael für starke energetische Grenzen.

Für deine Notizen:

_____

_____

_____

_____

_____

_____

_____

_____

_____

_____

_____

_____

_____

_____

_____

_____

_____

_____

Tag 19-21: Dein neues Ich bewusst verkörpern

- Bewegung: Yoga oder Stretching zur Energieerhöhung.
- Fokus auf Freude: Finde eine Aktivität, die dich wirklich erfüllt und mache sie bewusst.
- Emotionale Stärke: Feiere deine Fortschritte bewusst.
- Aura-Stärkung: Meditiere mit der violetten Flamme zur Transformation.

Für deine Notizen:

Woche 4: Nachhaltige Integration & Vorbereitung auf dein neues Leben

Die letzte Woche hilft dir, die Veränderung dauerhaft in dein Leben zu integrieren.

Tag 22-25: Dein Bewusstsein weiter anheben

- Ernährung: Einführung eines neuen Superfoods in deine Routine.
- Mentale Klarheit: Tägliche 10-minütige Stille-Meditation.
- Emotionale Balance: Affirmationen für Selbstliebe täglich sprechen.
- Energetische Reinigung: Dein Zuhause energetisch reinigen.

Für deine Notizen:

_____

_____

_____

_____

_____

_____

_____

_____

_____

_____

_____

_____

_____

_____

_____

_____

_____

_____

_____

Tag 26-30: Dein neues Selbst stabilisieren & manifestieren

- Physische Ebene: Bewusst dein Essen genießen und in Dankbarkeit essen.
- Mentale Stärke: Erstelle eine Visionstafel für deine Zukunft.
- Emotionale Erfüllung: Feiere dich und deinen Fortschritt.
- Energetische Harmonie: Lade positive Frequenzen mit Musik und Klangheilung ein.

Für deine Notizen:

3. Integration: So machst du deine Detox-Routine zum Lebensstil

Transformation endet nicht nach 30 Tagen. Damit deine neue Energie bestehen bleibt, solltest du:

- Deine neuen Gewohnheiten weiterhin bewusst pflegen.
- Regelmäßig reflektieren, was dir am meisten geholfen hat.
- Dein Energiefeld regelmäßig reinigen und stabilisieren.
- Dich mit positiven Menschen und unterstützenden Umfeldern umgeben.

Fazit: Dein neues Leben beginnt genau jetzt

Mit dieser 30-Tage-Detox-Challenge hast du eine kraftvolle Methode, um dein Leben auf eine neue Ebene zu bringen. Es ist nicht nur eine Reinigung, sondern eine komplette Neuausrichtung auf dein wahres, kraftvolles Ich.

Jede Entscheidung, die du in den nächsten 30 Tagen triffst, bringt dich deinem höchsten Potenzial näher. Mach den ersten Schritt heute – dein zukünftiges Ich wartet bereits auf dich!

Für deine Notizen:

Kapitel 46:
Wie du das Gelernte in deinen Alltag integrierst

Wissen allein verändert nichts – Umsetzung ist der Schlüssel

Du hast bereits so viel gelernt, dich mit tiefgehenden Themen beschäftigt und wertvolle Erkenntnisse über dich selbst gewonnen. Doch nun stellt sich die entscheidende Frage: *Wie kannst du das Gelernte nachhaltig in dein tägliches Leben integrieren?* Denn wahre Transformation geschieht nicht durch bloßes Wissen, sondern durch gelebte Praxis.

Viele Menschen lesen Bücher, besuchen Seminare oder setzen sich mit Persönlichkeitsentwicklung auseinander – doch ohne konkrete Umsetzung kehren sie oft in alte Muster zurück. In diesem Kapitel erfährst du, wie du deine neuen Erkenntnisse und Routinen in dein tägliches Leben einfließen lässt, damit sie zu festen Bestandteilen deiner Realität werden.

Bist du bereit, das Wissen, das du gesammelt hast, in gelebte Weisheit zu verwandeln? Dann lass uns beginnen!

1. Der Schlüssel zur Veränderung: Bewusste Integration statt bloßem Konsum

1.1 Warum viele Menschen an der Umsetzung scheitern

Veränderung ist anfangs oft herausfordernd, denn unser Gehirn liebt Routinen. Es möchte Energie sparen und greift deshalb gerne auf altbewährte Muster zurück.

Die häufigsten Gründe, warum neue Erkenntnisse nicht umgesetzt werden:

- Fehlende Klarheit über die nächsten Schritte
- Angst vor Veränderung oder Rückfällen in alte Muster
- Überforderung durch zu viele neue Informationen auf einmal
- Fehlender Fokus auf nachhaltige Umsetzung

Doch all diese Herausforderungen sind überwindbar – mit den richtigen Strategien!

1.2 Der entscheidende Schritt: Vom Wissen zum Handeln

- Wissen bedeutet, zu verstehen, dass Meditation gut für dich ist.
- Umsetzung bedeutet, täglich zu meditieren – auch wenn du keine Lust hast.
- Integration bedeutet, dass Meditation so selbstverständlich für dich wird wie das Zähneputzen.

Die wahre Transformation beginnt, wenn du das Gelernte **tagtäglich anwendest**, bis es ein natürlicher Teil deines Lebens wird.

2. Dein persönlicher Umsetzungsplan: Kleine Schritte mit großer Wirkung

Damit du dein neues Wissen wirklich in deinen Alltag integrieren kannst, ist ein klarer Plan entscheidend.

Hier sind die wichtigsten Schritte:

2.1 Dein Warum klären: Warum möchtest du diese Veränderungen?

Jede tiefgehende Transformation beginnt mit einem starken *Warum*.

Übung:

- Frage dich: Warum ist mir diese Veränderung so wichtig?
- Schreibe dein persönliches Warum auf und formuliere es klar.
- Lies es jeden Morgen, um dich daran zu erinnern.

2.2 Dein Fokusbereich: Eine Veränderung nach der anderen

Wenn du versuchst, alles auf einmal umzusetzen, wird es schwierig. Wähle einen Bereich, auf den du dich zuerst konzentrierst:

- Körper: Gesunde Ernährung, Bewegung, besserer Schlaf
- Geist: Tägliche Meditation, positive Affirmationen, Fokus-Training
- Emotionen: Vergebungsrituale, emotionale Heilung, Selbstliebe-Praxis
- Energie: Schutzrituale, energetische Reinigung, Frequenzanpassung

Wähle EINEN Bereich für die nächsten 30 Tage und setze dort bewusst neue Gewohnheiten.

2.3 Der 30-Tage-Integrationsplan

Jede Veränderung braucht Wiederholung. Nutze diesen einfachen Plan:

1. **Woche 1: Bewusstsein schaffen** – Beobachte dich selbst und erkenne, wo du bewusst Veränderungen anstoßen kannst.
2. **Woche 2: Erste Routinen einbauen** – Füge kleine tägliche Rituale hinzu (z. B. 5 Minuten Dankbarkeit am Morgen).
3. **Woche 3: Routinen festigen** – Erhöhe deine Intensität, z. B. Meditation von 5 auf 10 Minuten steigern.
4. **Woche 4: Automatisieren** – Integriere die neue Gewohnheit als festen Bestandteil deines Lebens.

3. Praktische Methoden zur langfristigen Umsetzung

3.1 Anker setzen: Dein Gehirn auf neue Gewohnheiten trainieren

Ein Anker ist ein Reiz, der eine gewünschte Reaktion auslöst. Beispiele:

- Morgens nach dem Aufstehen: Direkt eine Affirmation aussprechen.
- Beim Zähneputzen: An Dankbarkeit denken.
- Vor dem Schlafengehen: Dein Ziel visualisieren.

Verknüpfe neue Gewohnheiten mit bestehenden Routinen, um sie leichter umzusetzen.

3.2 Dein Umfeld bewusst gestalten

- Räume bewusst von negativen Einflüssen frei (toxische Nachrichten, Social Media, alte Glaubenssätze).
- Umgib dich mit inspirierenden Menschen, die dich unterstützen.
- Platziere Erinnerungen an deine Ziele sichtbar in deiner Umgebung (Vision Board, Affirmationen, Post-its).

3.3 Die Kraft der Reflexion: Dranbleiben durch Selbstanalyse

- Journaling: Schreibe täglich oder wöchentlich auf, welche Fortschritte du machst.
- Selbstreflexion: Frage dich regelmäßig: Lebe ich wirklich das, was ich gelernt habe?
- Monatliche Rückblicke: Was hat gut funktioniert? Was kann ich noch verbessern?

4. Rückfälle und Herausforderungen meistern

Jede Transformation hat Höhen und Tiefen. Es ist normal, dass du auf Widerstände stößt. Entscheidend ist, wie du damit umgehst.

4.1 Warum Rückfälle kein Scheitern sind

- Rückfälle sind ein Zeichen von Wachstum – sie zeigen dir, wo du noch bewusster werden darfst.
- Sie sind Lernmöglichkeiten, keine Niederlagen.
- Akzeptiere sie und richte deinen Fokus wieder auf dein Ziel.

4.2 Die Notfallstrategie für schwierige Tage

Wenn du merkst, dass du alte Muster wiederholst:

1. Atme tief durch – Bewusstes Atmen bringt dich ins Hier und Jetzt.
2. Akzeptiere die Situation – Widerstand macht es nur schlimmer.
3. Frage dich: Was würde mein zukünftiges, transformiertes Ich jetzt tun?
4. Mach einen bewussten Mini-Schritt zurück zur neuen Gewohnheit.

5. Nachhaltige Integration: Dein neues Leben aktiv gestalten

5.1 Langfristiges Denken: Persönliche Entwicklung als Lebensstil

Transformation ist kein einmaliges Event, sondern ein kontinuierlicher Prozess.

- Sieh das Gelernte als festen Bestandteil deines Lebens.
- Bleibe offen für Weiterentwicklung und neue Erkenntnisse.
- Genieße den Weg, nicht nur das Ziel.

5.2 Dein persönliches Commitment für die Zukunft

Setze dir eine langfristige Vision:

- Wo möchtest du in 6 Monaten stehen?
- Wer möchtest du in 1 Jahr sein?
- Was kannst du heute tun, um diesem Ziel näher zu kommen?

Schreibe deine Antworten auf und erinnere dich regelmäßig daran.

Fazit: Deine Transformation beginnt jetzt – durch deine tägliche Entscheidung

Das Wissen, das du erworben hast, hat das Potenzial, dein Leben zu verändern – aber nur, wenn du es auch anwendest. Jeden Tag hast du die Wahl: Fällst du in alte Muster zurück oder setzt du das Gelernte aktiv um? Die wahre Magie liegt in der bewussten, kontinuierlichen Umsetzung. Deine neue Realität entsteht durch tägliche Entscheidungen, durch kleine Schritte, durch Beständigkeit. Also starte jetzt. Heute. In diesem Moment. Dein neues, kraftvolles Leben wartet bereits auf dich!

Kapitel 47:
Dein 30-Tage-Plan für körperliche, mentale und seelische Reinigung

Warum eine 30-Tage-Reinigung dein Leben verändern kann

Jeden Tag sind wir zahlreichen äußeren und inneren Einflüssen ausgesetzt, die unser Energiefeld, unseren Körper und unseren Geist belasten. Stress, toxische Gedankenmuster, ungesunde Ernährung, emotionale Blockaden und Fremdenergien beeinflussen unsere Lebensqualität und halten uns oft in alten Mustern gefangen.

Ein bewusster 30-Tage-Reinigungsplan ermöglicht es dir, diese Belastungen systematisch loszulassen und dein gesamtes System – Körper, Geist und Seele – in eine neue Balance zu bringen. Diese Reise ist nicht nur eine Detox-Kur für deinen Körper, sondern eine tiefgehende Transformation, die dich auf allen Ebenen neu ausrichtet.

Bist du bereit für eine neue Leichtigkeit, mehr Klarheit und strahlende Energie? Dann starte jetzt!

1. Die drei Säulen der 30-Tage-Reinigung

Diese Reinigung basiert auf einem **ganzheitlichen Ansatz**, der drei essenzielle Ebenen umfasst:

1.1 Körperliche Reinigung

- Entgiftung des Körpers durch bewusste Ernährung
- Hydration und Unterstützung der Organe
- Bewegung zur Stärkung und Entgiftung
- Reduktion von Schadstoffen und Umweltgiften

1.2 Mentale Reinigung

- Auflösung negativer Gedankenmuster
- Bewusstes Arbeiten mit Glaubenssätzen
- Achtsamkeit und Konzentration auf das Hier und Jetzt
- Fokus auf mentale Klarheit und innere Ruhe

1.3 Seelische Reinigung

- Verarbeitung und Loslassen alter Emotionen
- Energetische Reinigung von Fremdenergien
- Stärkung der Verbindung zur eigenen Essenz
- Praktiken für mehr Selbstliebe und innere Harmonie

Jede dieser Säulen wird in den nächsten 30 Tagen gezielt angesprochen, sodass du Schritt für Schritt eine nachhaltige Veränderung erlebst.

2. Dein 30-Tage-Reinigungsplan – Tag für Tag zu neuer Kraft und Klarheit

Woche 1: Sanfter Einstieg – Bewusstsein & Vorbereitung

In der ersten Woche legst du die Grundlagen für deine Transformation. Du beginnst, sanft alte Muster zu erkennen und erste Reinigungsprozesse in Gang zu setzen.

Tag 1-3: Bewusster Start & Loslassen

- Körper: Beginne jeden Morgen mit warmem Zitronenwasser, reduziere Zucker und verarbeitete Lebensmittel.
- Geist: Schreibe drei Gedanken auf, die dich begrenzen, und formuliere positive Gegensätze.
- Seele: Mache eine kurze Dankbarkeitsmeditation.

Für deine Notizen:

_____

_____

_____

_____

_____

_____

_____

_____

_____

_____

_____

_____

_____

_____

_____

_____

Tag 4-7: Erste tiefere Reinigungsschritte

- Körper: Leichte, pflanzenbasierte Mahlzeiten einführen, mehr Wasser trinken.
- Geist: Achtsamkeitsübungen – fokussiere dich bewusst auf den Moment.
- Seele: Visualisiere, wie du alten emotionalen Ballast loslässt.

Für deine Notizen:

Woche 2: Vertiefung – Reinigungsprozesse aktivieren

Nun geht es darum, die Reinigungsprozesse auf allen Ebenen zu intensivieren und deinen Körper, Geist und deine Seele in eine tiefere Transformation zu führen.

Tag 8-10: Detox für Körper, Geist und Seele

- Körper: Vermeidung von Kaffee und Alkohol, stattdessen Kräutertees zur Leberreinigung.
- Geist: Erste Digital-Detox-Phase: Reduziere Social Media auf max. 1 Stunde täglich.
- Seele: Journaling über alte Emotionen und unverarbeitete Themen.

Für deine Notizen:

Tag 11-14: Stabilisierung der neuen Gewohnheiten

- Körper: Sanfte Bewegung – tägliche Spaziergänge oder Yoga.
- Geist: Affirmationen für mentale Klarheit und Fokus.
- Seele: Arbeiten mit Schutzsteinen wie Amethyst oder schwarzer Turmalin.

Für deine Notizen:

Woche 3: Transformation – Alte Muster loslassen & neue Energie aufbauen

Diese Woche dient der tiefen Neuausrichtung. Dein System beginnt, sich von Altlasten zu befreien, und du etablierst kraftvolle, neue Gewohnheiten.

Tag 15-18: Intensive Reinigungsphase

- Körper: Einführung eines sanften Fastentags oder Safttages.
- Geist: Meditation zur Neuprogrammierung des Unterbewusstseins.
- Seele: Arbeiten mit der violetten Flamme zur energetischen Reinigung.

Für deine Notizen:

Tag 19-21: Stärkung & energetischer Schutz

- Körper: Bewusste Ernährung mit frischen, unverarbeiteten Lebensmitteln.
- Geist: Bewusstes Setzen neuer, positiver Gedankenmuster.
- Seele: Erzengel-Michael-Ritual für energetischen Schutz.

Für deine Notizen:

Woche 4: Integration – Dein neues Ich verkörpern

Nun geht es darum, deine neuen Gewohnheiten zu stabilisieren und deine Transformation nachhaltig in dein Leben zu integrieren.

Tag 22-25: Nachhaltige Veränderung erschaffen

- Körper: Integration neuer, gesunder Ernährungsgewohnheiten.
- Geist: Visionstafel erstellen – Wer möchtest du sein?
- Seele: Energetische Reinigung deines Wohnraums durch Räuchern oder Klangheilung.

Für deine Notizen:

Tag 26-30: Manifestation deines neuen Selbst

- Körper: Bewusste Bewegung und Ernährung als fester Bestandteil deines Alltags.
- Geist: Meditation und Dankbarkeit als tägliche Routine etablieren.
- Seele: Abschlussritual: Schreibe einen Brief an dein zukünftiges Ich.

Für deine Notizen:

_____

_____

_____

_____

_____

_____

_____

_____

_____

_____

_____

_____

_____

_____

_____

_____

_____

_____

_____

_____

_____

3. Integration: So wird dein neuer Lebensstil nachhaltig

3.1 Die Magie der kleinen Schritte

Veränderung geschieht nicht über Nacht, sondern durch tägliche bewusste Entscheidungen.

- Bleibe dran, auch wenn es Rückfälle gibt.
- Erinnere dich daran, warum du diese Transformation begonnen hast.
- Mache dir bewusst: Jede kleine Entscheidung zählt!

3.2 Dein persönliches Commitment für die Zukunft

- Setze dir eine langfristige Vision für dein Leben nach diesen 30 Tagen.
- Notiere deine wichtigsten Erkenntnisse und Durchbrüche.
- Bleibe offen für kontinuierliche Weiterentwicklung.

Fazit: Dein neues Leben beginnt jetzt!

Diese 30-Tage-Reinigung ist nicht nur eine Detox-Kur – sie ist eine bewusste Entscheidung für ein leichteres, freieres und energiegeladeneres Leben. Indem du deinen Körper, Geist und deine Seele regelmäßig reinigst, erschaffst du eine neue Realität für dich.

Jede bewusste Entscheidung, die du in den nächsten 30 Tagen triffst, bringt dich deinem höchsten Potenzial näher. Dein neues Ich wartet auf dich – starte jetzt mit deiner Transformation!

Für deine Notizen:

_____

_____

_____

_____

_____

_____

_____

_____

_____

_____

Kapitel 48:
Bonus -Reflexionsfragen für deine Detox-Reise

Warum Reflexion für eine erfolgreiche Detox-Reise entscheidend ist

Eine Detox-Reise ist mehr als nur das Entfernen von Giftstoffen aus deinem Körper – sie ist eine tiefgehende Transformation auf körperlicher, mentaler, emotionaler und energetischer Ebene. Während du alte Muster loslässt, entstehen neue Erkenntnisse, Herausforderungen und innere Prozesse, die reflektiert werden sollten.

Reflexion hilft dir dabei:

- Deine Fortschritte bewusst wahrzunehmen
- Tieferliegende Blockaden zu erkennen und aufzulösen
- Dein neues Selbstbild zu verankern
- Nachhaltige Veränderungen in dein Leben zu integrieren

Die folgenden Reflexionsfragen begleiten dich auf deiner Detox-Reise, sodass du sie bewusster und mit mehr Klarheit erleben kannst.

1. Reflexionsfragen zur Vorbereitung: Dein Warum klären

Bevor du deine Detox-Reise beginnst, ist es wichtig, dein persönliches *Warum* zu definieren. Diese Fragen helfen dir, deine Motivation zu stärken und Klarheit über deine Ziele zu gewinnen.

1. Warum habe ich mich entschieden, diese Detox-Reise zu beginnen?
2. Welche Bereiche meines Lebens fühlen sich belastet oder blockiert an?
3. Wie fühlt sich mein Körper aktuell an? Welche Signale sendet er mir?
4. Welche alten Muster oder Glaubenssätze möchte ich loslassen?
5. Wie möchte ich mich am Ende dieser Detox-Reise fühlen?
6. Welche positiven Veränderungen wünsche ich mir langfristig?

Tipp: Schreibe deine Antworten auf und lies sie regelmäßig, um dich daran zu erinnern, warum du diesen Weg gehst.

_____

_____

_____

2. Reflexionsfragen während der Detox-Reise: Deine Fortschritte wahrnehmen

Während du dich durch die verschiedenen Phasen deiner Detox-Reise bewegst, wirst du emotionale, mentale und physische Veränderungen bemerken. Diese Fragen helfen dir, achtsam zu bleiben und deine Entwicklung bewusst wahrzunehmen.

2.1 Körperliche Reflexion: Signale deines Körpers verstehen

1. Welche Veränderungen spüre ich in meinem Körper?
2. Habe ich mehr oder weniger Energie als vorher? Warum könnte das so sein?
3. Wie hat sich mein Schlaf verändert? Fühle ich mich ausgeruhter?
4. Gibt es bestimmte Lebensmittel, die mir besonders guttun oder die ich nicht mehr vertrage?
5. Welche neuen Routinen tun meinem Körper besonders gut?

2.2 Mentale Reflexion: Gedankenmuster bewusst machen

1. Welche negativen Gedankenmuster kommen während meiner Detox-Zeit immer wieder hoch?
2. Wie gehe ich mit Herausforderungen oder Heißhungerattacken um?
3. Welche neuen Gedanken oder Einsichten habe ich gewonnen?
4. Fühle ich mich mental klarer und fokussierter? Wenn ja, woran merke ich das?
5. Welche alten Denkmuster lasse ich bewusst los?

2.3 Emotionale Reflexion: Gefühle zulassen und verstehen

1. Welche Emotionen kommen während meiner Detox-Reise hoch?
2. Gibt es alte Verletzungen oder Themen, die jetzt sichtbar werden?
3. Wie gehe ich mit aufkommenden Emotionen um?
4. Welche Gefühle möchte ich verstärken? (Freude, Gelassenheit, Selbstliebe?)
5. Habe ich das Gefühl, emotional freier zu sein? Was trägt dazu bei?

2.4 Energetische Reflexion: Dein Energiefeld wahrnehmen

1. Wie fühlt sich meine Energie im Vergleich zu vorher an?
2. Fühle ich mich energetisch leichter oder klarer?
3. Spüre ich mehr innere Ruhe und Frieden?
4. Welche Praktiken helfen mir, mein Energiefeld zu schützen und zu reinigen?
5. Gibt es Situationen oder Menschen, die mir Energie rauben oder schenken?

Tipp: Führe ein Detox-Tagebuch, um deine täglichen Erkenntnisse festzuhalten.

Für deine Notizen:

3. Reflexionsfragen zum Abschluss: Deine Transformation verankern

Nachdem du die Detox-Reise durchlaufen hast, ist es entscheidend, die Erkenntnisse in dein tägliches Leben zu integrieren. Diese Fragen helfen dir, das Gelernte nachhaltig in deinen Alltag mitzunehmen.

3.1 Was habe ich aus dieser Detox-Reise gelernt?

1. Welche positiven Veränderungen habe ich während der Detox-Zeit bemerkt?
2. Was hat mir besonders gutgetan, und warum?
3. Gab es Herausforderungen? Wie bin ich mit ihnen umgegangen?
4. Welche meiner alten Gewohnheiten möchte ich nicht mehr zurückholen?
5. Welche neuen Rituale möchte ich dauerhaft in meinen Alltag integrieren?

3.2 Mein neues Selbstbild nach der Detox-Reise

1. Wer bin ich jetzt, nach diesen 30 Tagen?
2. Welche neuen Werte oder Überzeugungen habe ich entwickelt?
3. Welche Eigenschaften oder Stärken habe ich in mir entdeckt?
4. Wie möchte ich mich in Zukunft um meinen Körper, Geist und meine Seele kümmern?
5. Was ist meine größte Erkenntnis aus dieser Detox-Reise?

3.3 Mein Plan für die nächsten 3 Monate

1. Welche Gewohnheiten werde ich beibehalten?
2. Welche neuen Herausforderungen möchte ich angehen?
3. Wie werde ich sicherstellen, dass ich nicht in alte Muster zurückfalle?
4. Welche regelmäßigen Reflexionszeiten plane ich ein?
5. Was ist mein nächstes großes Ziel für meine persönliche Entwicklung?

Tipp: Setze dir eine Erinnerung, um in einem Monat auf diese Fragen zurückzublicken und zu überprüfen, wie gut du deine neuen Gewohnheiten beibehältst.

Für deine Notizen:

_____

_____

_____

_____

_____

4. Wie du deine Reflexion vertiefen kannst

4.1 Journaling für langfristige Integration

Das regelmäßige Schreiben über deine Erfahrungen hilft dir, Erkenntnisse zu vertiefen und deine Transformation bewusst zu gestalten. Nutze folgende Fragen als tägliche oder wöchentliche Journaling-Impulse:

- Was hat mir heute besonders gutgetan?
- Wo habe ich noch alte Muster gespürt, die ich loslassen möchte?
- Welche kleine Veränderung kann ich morgen umsetzen?

Für deine Notizen:

4.2 Meditation & Stille für tiefere Einsichten

Setze dich regelmäßig in die Stille, um dein Inneres wahrzunehmen. Eine geführte Reflexionsmeditation kann helfen, tiefer in deine Erkenntnisse einzutauchen.

4.3 Austausch mit Gleichgesinnten

Manchmal erkennen andere Dinge, die uns selbst nicht bewusst sind. Ein bewusster Austausch mit Menschen, die ähnliche Erfahrungen machen, kann enorm bereichernd sein.

4.4 Körperliche Integration durch Bewegung

Unser Körper speichert Erfahrungen. Sanfte Bewegungsformen wie Yoga oder Tanz können helfen, neue Erkenntnisse tiefer zu verankern.

Fazit: Reflexion als Schlüssel für langfristige Transformation

Die Detox-Reise ist ein kraftvoller Prozess der Reinigung und Erneuerung – doch ihre wahre Magie entfaltet sich erst, wenn du deine Erkenntnisse bewusst reflektierst und in dein Leben integrierst.

Nutze diese Reflexionsfragen, um deine Fortschritte zu würdigen, dein neues Selbstbild zu festigen und langfristig in deiner höchsten Energie zu bleiben.

Jede Antwort, die du findest, bringt dich näher zu deinem authentischen, strahlenden Selbst. Mach deine Detox-Reise zu einem Wendepunkt in deinem Leben – durch bewusste Reflexion und Integration!

Für deine Notizen:

Kapitel 49:
Abschluss & Einladung zur tiefgehenden Transformation

Der Beginn deiner wahren Reise

Du hast eine intensive Reise durchlaufen – eine Reise der Reinigung, des Loslassens und der Neuausrichtung. Doch eines ist wichtig zu verstehen: Diese Detox-Reise war nicht das Ende, sondern der Anfang einer viel größeren Transformation. Die wahre Veränderung beginnt jetzt – mit dem, was du aus dieser Erfahrung machst und wie du das Gelernte in dein tägliches Leben integrierst.

Transformation ist kein einzelnes Ereignis, sondern ein kontinuierlicher Prozess. Sie geschieht in Momenten der Bewusstheit, in kleinen Entscheidungen und in der tiefen inneren Bereitschaft, dein höchstes Potenzial zu entfalten. In diesem abschließenden Kapitel wirst du lernen, wie du deine Transformation vertiefst und zu einer nachhaltigen Lebensweise machst.

Lass uns gemeinsam diesen letzten Schritt gehen – hinein in eine neue Version deines Selbst!

1. Rückblick auf deine Reise: Was hast du erreicht?

Bevor wir nach vorne schauen, ist es wichtig, anzuerkennen, wie weit du bereits gekommen bist. Die Reflexion deiner bisherigen Reise hilft dir, deine Fortschritte zu würdigen und dein Bewusstsein für deine Transformation zu schärfen.

1.1 Die wichtigsten Fragen zur Selbstreflexion

1. Welche Veränderungen hast du in deinem Körper, Geist und deiner Seele gespürt?
2. Was hat dich während der Detox-Reise am meisten überrascht oder berührt?
3. Welche alten Muster hast du erkannt und bewusst losgelassen?
4. Welche neuen Gewohnheiten hast du etabliert, die du beibehalten möchtest?
5. Wie hat sich deine innere Haltung zu dir selbst verändert?

Übung: Schreibe diese Fragen auf und beantworte sie ausführlich in deinem Detox-Tagebuch. Diese Reflexion wird dir helfen, deine Transformation greifbar zu machen.

Für deine Notizen:

_____

_____

_____

_____

2. Der nächste Schritt: Nachhaltige Transformation erschaffen

Viele Menschen erleben während einer Detox-Phase tiefgreifende Erkenntnisse und Veränderungen – doch nach ein paar Wochen kehren sie oft in alte Muster zurück. Damit dir das nicht passiert, braucht es eine bewusste Strategie, um deine neue Energie dauerhaft zu bewahren.

2.1 Die Integration in den Alltag

Veränderung bleibt nur bestehen, wenn sie regelmäßig praktiziert wird. Hier sind einige Schlüsselstrategien, um deine neue Lebensweise zu stabilisieren:

- Bewusste Morgenroutine: Starte deinen Tag mit Dankbarkeit, Atemübungen oder Meditation, um deine Energie auszurichten.
- Klares Mentales Detox-Programm: Ersetze negative Gedanken mit positiven Affirmationen.
- Tägliche Reflexion: Nimm dir jeden Abend 5 Minuten Zeit, um zu reflektieren, was du an diesem Tag gelernt hast.
- Achtsame Ernährung: Dein Körper verdient weiterhin nährstoffreiche, lebendige Nahrung.
- Energetische Reinigung: Nutze Rituale wie Räuchern, Klangheilung oder Visualisierungen, um dein Energiefeld zu klären.

Für deine Notizen:

2.2 Dein persönlicher Transformations-Plan

Um deine Detox-Reise nachhaltig zu verankern, erstelle dir einen persönlichen 90-Tage-Plan.

Schritt 1: Deine Vision klären

- Wer möchtest du in 3 Monaten sein?
- Welche Energie möchtest du verkörpern?
- Wie soll dein Alltag aussehen?

Für deine Notizen:

_____

_____

_____

_____

_____

_____

_____

_____

_____

_____

_____

_____

_____

Schritt 2: Konkrete Ziele setzen

- Definiere 3-5 konkrete Ziele für die nächsten 90 Tage.
- Formuliere sie positiv und realistisch: „Ich meditiere täglich 10 Minuten." statt „Ich sollte mehr meditieren."

Schritt 3: Routinen & Rituale festlegen

- Welche täglichen, wöchentlichen und monatlichen Praktiken möchtest du beibehalten?
- Plane feste Zeitfenster für deine Selbstfürsorge.

3. Die tiefere Ebene der Transformation: Innere Blockaden durchbrechen

Wahre Transformation bedeutet, dich von den tiefsten Schichten alter Muster zu befreien. Auch nach deiner Detox-Reise wirst du Momente haben, in denen alte Glaubenssätze oder Ängste auftauchen.

3.1 Der Umgang mit Rückfällen

Es ist völlig normal, dass du gelegentlich in alte Muster zurückfällst. Das bedeutet nicht, dass du gescheitert bist – es ist ein Zeichen, dass dein System sich neu kalibriert.

- Beobachte ohne zu urteilen: Nimm den Rückfall wahr, aber vermeide Selbstkritik.
- Reflektiere die Ursache: Was hat den alten Trigger ausgelöst?
- Erinnere dich an dein Warum: Warum hast du diese Reise begonnen?
- Setze eine bewusste Intention: Entscheide dich neu – jetzt, in diesem Moment.

Für deine Notizen:

_____

_____

_____

_____

_____

_____

_____

_____

_____

_____

_____

3.2 Emotionale Heilung weiterführen

Falls während der Detox-Reise alte emotionale Wunden hochgekommen sind, ist das ein Zeichen, dass du bereit bist, sie endgültig zu heilen.

- Journaling: Schreibe deine Gefühle nieder und finde den Ursprung alter Verletzungen.
- Vergebungsarbeit: Praktiziere Selbstvergebung und lasse alte Schuldgefühle los.
- Körperliche Befreiung: Tanze, atme, bewege dich – dein Körper speichert Emotionen, und Bewegung hilft, sie loszulassen.

4. Einladung zur tiefgehenden Transformation: Dein Commitment an dich selbst

Jetzt ist der Moment, eine bewusste Entscheidung zu treffen:

Willst du das, was du gelernt hast, zu einem festen Bestandteil deines Lebens machen?

Transformation geschieht nicht in einer einmaligen Detox-Kur – sie entsteht durch dein tägliches Commitment, dich selbst immer wieder für die höchste Version deines Selbst zu entscheiden.

4.1 Dein Transformations-Versprechen an dich selbst

Nimm dir einen Moment Zeit und sprich diese Worte laut:

„Ich entscheide mich bewusst für meine tiefgehende Transformation. Ich lasse alte Muster los und erschaffe eine neue Realität voller Klarheit, Energie und Leichtigkeit. Ich vertraue meinem inneren Wachstum und bin bereit, meine höchste Version zu leben."

Schreibe dieses Versprechen auf und hänge es an einen Ort, an dem du es täglich siehst.

4.2 Die Kraft einer Gemeinschaft nutzen

Transformation ist kraftvoller, wenn du dich mit Gleichgesinnten verbindest. Suche dir:

- Eine Austauschgruppe, die dich inspiriert.
- Einen Mentor oder Coach, der dich begleitet.
- Einen Accountability-Partner, mit dem du dich regelmäßig über deine Fortschritte austauschst.

5. Dein neues Kapitel beginnt JETZT!

Die Reise, die du begonnen hast, ist ein Geschenk – ein Geschenk an dich selbst. Jeder Tag ist eine neue Gelegenheit, dein Leben bewusst zu gestalten. Die letzten Wochen waren ein Prozess der Reinigung, der Erkenntnis und der Befreiung.

Jetzt liegt es in deinen Händen, wie du weitermachst. Wirst du das Gelernte nur als eine schöne Erfahrung betrachten, oder wirst du es nutzen, um eine nachhaltige, tiefgehende Transformation zu erschaffen?

Die Entscheidung liegt bei dir!

Wähle Wachstum!

Wähle Klarheit!

Wähle dich selbst!

https://www.soul-master-circle.de/detox-termin/

Deine neue Realität beginnt genau in diesem Moment!

Für deine Notizen:

_____

_____

_____

_____

_____

_____

_____

_____

_____

_____

_____

_____

_____

_____

_____

_____

_____

_____

_____

Kapitel 50: Geht deine Reise weiter – Vertiefe dein Detox-Erlebnis mit einem 1:1 Intensiv-Coaching für echte Lebensqualität!

Warum deine Detox-Reise hier nicht endet

Du hast eine tiefgehende Detox-Reise durchlaufen, dich von alten Belastungen befreit und deine Energie auf eine neue Frequenz gehoben. Doch wahre Transformation ist ein fortlaufender Prozess – sie geschieht nicht in 30 Tagen, sondern begleitet dich dein ganzes Leben.

Vielleicht spürst du bereits, dass du noch tiefer gehen möchtest. Dass es Themen gibt, die du weiter erforschen willst. Oder dass du dir Unterstützung wünschst, um deine Veränderung dauerhaft in dein Leben zu integrieren. Hier kommt die Kraft von Coaching & Kursen ins Spiel: Sie helfen dir, deine Detox-Erfahrung zu vertiefen, dranzubleiben und auf die nächste Stufe deiner Entwicklung zu kommen.

In diesem Kapitel erfährst du, wie du deine Detox-Erkenntnisse durch gezielte Begleitung weiterentwickelst und welche Möglichkeiten es gibt, dein persönliches Wachstum mit professioneller Unterstützung nachhaltig zu stärken.

1. Warum Coaching & Kurse deine Detox-Transformation verstärken

Jede große Veränderung braucht **Kontinuität, tieferes Verständnis** und **Unterstützung**. Hier sind einige Gründe, warum Coaching und Kurse eine wertvolle Ergänzung zu deiner Detox-Reise sind:

1.1 Unterstützung durch einen erfahrenen Coach

Als Coach mit über 30 Jahren Praxiserfahrung helfe ich dir:

- Deine individuellen Herausforderungen besser zu verstehen.
- Blockaden, die während der Detox-Zeit sichtbar wurden, gezielt zu lösen.
- Maßgeschneiderte Strategien zu entwickeln, die deine Transformation vertiefen.
- Dein Unterbewusstsein gezielt umzuprogrammieren und alte Muster zu durchbrechen.
- Deine Detox-Erfahrung systematisch zu erweitern.
- Tiefergehendes Wissen über Ernährung, Energiearbeit, Mindset oder emotionale Heilung zur direkten Anwendung zu erhalten.
- Wir werden deine Motivation und deinen Fokus stärken und verfeinern, sodass du nicht nur extrem bewusster lebst, sondern auch alles, was an dich heran und in dein Leben tritt, du wahrnimmst, und nichts mehr übersiehst. Soi kommst du wieder in die Allmacht, durch die du dein Leben selbst bestimmst, anstatt dich etwas hinzugeben, was du vielleicht überhaupt nicht willst, aber sonst erst bemerkst, wenn es bereits mental, körperlich oder seelisch konsumiert hast!
- Du erhältst inspirierende Übungen und Rituale, die deine neue Lebensweise festigen.

- Ich zeige dir, wie du Rückfälle zu vermeidest und dein neues Ich dauerhaft verankerst.
- Wie du Gewohnheiten etablierst, die deinen Detox-Erfolg sichern.
- Und wie du neue Dimensionen deiner persönlichen Entwicklung erforschst, um mehr und mehr als der zu leben, als der du eigentlich wirklich gedacht bist. Ich nenne das „die Erfüllung deines Seelenweges".

2. Coaching als Schlüssel zur tiefen Transformation

Mein exklusives Coaching-Programm „Mind-Body-Soul-Master" kann dir dabei helfen, dein ganzheitliches Detox-Erlebnis in eine nachhaltige Transformation zu verwandeln.

2.1 Das erhältst du in meinem 1:1-Coaching–Programm „Mind-Body-Soul-Master"

- Eine auf dich maßgeschneiderte Unterstützung, mit der du gezielt an deinen individuellen Herausforderungen arbeiten und best- und größtmöglich wachsen kannst.
- Wie du tiefgehende emotionale oder energetische Blockaden löst.
- Wie du spezielle gesundheitliche, mentale oder spirituelle Themen bearbeitst.
- Eine energetische Heilung und einen ganzheitlichen Chakren-Ausgleich
- Die Auflösung von limitierenden Glaubenssätzen
- Wie du mentale Stärke und emotionale Resilienz entwickelst, sodass dich nichts mehr umhaut oder aus der Bahn wirft
- Einen individuell abgestimmten Ernährungs- und Detox-Plan, sodass automatisch immer dein innerer Wächter gestellt ist und nur noch das geschieht, was du dir vorstellst
- Du erhältst Rückhalt und die Motivation, um mit selbstsicherem Bewusstsein voranzugehen, um deine Ziele zu erreichen
- Du erhältst die Essenz aus meinen Erfahrungen und Erkenntnissen und musst so nicht selbst 30 Jahre lang testen
- Du bekommst mentale Detox-Programme, für eine positive Selbstwahrnehmung
- Du erhältst exklusive Methoden zur Energiearbeit und Bewusstseinsentwicklung
- Du bekommst geführte Transformationsprozesse über mehrere Wochen
- Eine VIP-Ernährungsberatung, mit der du in der Anwendung in 3 Jahren jünger bist als heute
- Die besten Infos für eine TOP-Gesundheit bis ins hohe Alter, und wie du in Zukunft Krankheit vermeidest und gesund, vital und fit bleibst/bist
- Du bekommst ein persönliches Mindset-Training, zur Stärkung deines neuen Selbstbildes, Selbstbewusstseins und Selbstvertrauen
- Du erhältst eine persönliche Anleitung zur Heilung deiner Schattenarbeit und Vergangenheit
- Außerdem Meditationen für innere Reinigung und Bewusstseinserweiterung
- Energieheilung durch Chakren- und Frequenztherapie

- Ich helfe dich aus deiner Selbstsabotage und aus alten Mustern – die dich in deinem Unterbewusstsein gefangen halten – zu befreien
- Emotionale Blockaden und tiefe Ängste und alte Verletzungen zu lösen.
- Ich gebe dir einen klaren Fahrplan an die Hand, um deinen individuellen Transformationsweg zu gehen, sowie Reflexionsübungen, um deine blinden Flecken zu erkennen, damit du deine Augen öffnen kannst und wieder klarsiehst
- Wir lösen gemeinsam alte Verletzungen aus der Kindheit, die sich bisher in Form von Ängsten oder Selbstzweifeln gezeigt haben, sowie auch unbewusste Überzeugungen wie „Ich bin nicht gut genug" oder „Ich darf nicht erfolgreich sein".
- Du erkennst emotionale Muster, die dich in toxischen Beziehungen oder Verhaltensweisen bisher festgehalten haben und kannst dich so daraus lösen
- Du erkennst, was du wirklich willst, was deine wahre Bestimmung und Berufung ist
- Du erkennst genau, welche Schritte jetzt notwendig sind, um dein volles Potenzial zu leben und dich von Fremdenergien oder karmischen Mustern zu befreien
- Klangheilung und Mantra-Rezitation zur Schwingungserhöhung
- Und eine intensive spirituelle und körperliche Reinigung durch Atemtechniken und Fastenkuren

Jetzt fühlst du vielleicht, dass das alles ehr viel ist und es vielleicht eine Menge zu tun gibt!

Aber auch hier darf und will ich dir sagen:

Atme mal! Atme mal durch!

Und mit diesem **Exklusiv-Coaching-Programm** *KANN* alles geschehen, *aber nichts muss*!

Vielleicht sind gar nicht alle Themen DEINE Themen! Vielleicht sind aber auch gerade Themen dabei, von denen du überhaupt nicht weist, dass es DEINE wahren Themen sind, und du findest es im Coaching heraus.

Aber wie auch immer, es bleibt mein Angebot für dich und du musst in dich hineinfühlen, ob du diesen Weg gehen und dich etwas sehr viel schneller entwickeln und selbst leben willst, als wie bisher gewohnt und dir bekannt!

Mein Versprechen an dich: ich bin für dich da, WENN wir diesen weg zusammen gehen!

OK, so viel dazu!

Für deine Notizen:

_____

_____

_____

Was ist jetzt das Fazit:

Die letzten Wochen waren für dich sicherlich ein mächtiger Start in deine ganzheitliche Transformation – doch deine Reise kann jetzt richtig losgehen!

Und wenn du sagst „ja, ich will endlich zu mir finden und meinem Leben endlich die Richtung geben, die meinem wirklichen und ehrlichen Sein entspricht", dann hol dir jetzt dein kostenloses Vorgespräch, in dem wir prüfen, ob dieser Weg wirklich für dich geeignet ist, und ob überhaupt einer der exklusiven Coachingplätze derzeit zur Verfügung stehen!

In diesem Gespräch passiert erst einmal gar nichts! Du brauchst also keine Bedenken zu haben. Und alles, was wir besprechen, bleibt unter uns! Wir reden MITeinander und schauen auch MITeinander. Und am Ende weißt du auf jeden Fall, wo du stehst, wo du hinwillst, und wie dein weiterer weg aussieht.

Aber bevor es Missverständnisse gibt, darf ich auch noch sagen, dass ich natürlich auch für mich entscheide, ob ich den Weg mit dir gehen will, denn wenn, dann wird es eine für uns beide zwar sehr interessante, aber auch eine intensive Zeit!

Mein Motto:

Wenn ich mit Menschen arbeite, dann richtig, ehrlich, offen, intensiv du mit Herzblut!

Also: Wenn du willst, dann hol dir jetzt deinen Gesprächstermin, in dem du den Link in deinen Browser eingibst oder den QR-Code mit deinem Handy scannst!

https://www.soul-master-circle.de/detox-termin/

Für deine Notizen:

_____

_____

_____

_____

Kapitel 51: Ein paare abschließende Worte - Dein neues Leben beginnt JETZT – Lass uns gemeinsam starten!

Bist du bereit? Deine Transformation kann hier beginnen

Jede große Veränderung beginnt mit einem einzigen Moment – dem Moment der Entscheidung. Der Moment, in dem du dich bewusst dazu entschließt, dein altes Ich hinter dir zu lassen und in eine neue, kraftvolle Version deiner Selbst hineinzuwachsen.

Vielleicht hast du schon lange nach einem Weg gesucht, um alte Muster zu durchbrechen, deine Energie zu erneuern und dein Leben auf eine höhere Frequenz zu bringen. Vielleicht hast du gezögert, gezweifelt oder dich gefragt, ob du wirklich bereit bist. Aber tief in dir weißt du: Es gibt keinen perfekten Zeitpunkt – es gibt nur den Schritt, den du genau jetzt gehen kannst.

Bist du bereit, dein Leben auf ein neues Level zu heben?

Dann lass uns gemeinsam diesen Weg gehen.

1. Warum jetzt der beste Zeitpunkt für deine Transformation ist

Viele Menschen warten auf den „richtigen Moment", um ihr Leben zu verändern. Doch dieser Moment wird niemals von selbst kommen. Warum?

- Weil das Leben immer weiterläuft. Es wird immer Ablenkungen, Herausforderungen oder andere Verpflichtungen geben.
- Weil dein Verstand dich in der Komfortzone halten will. Er wird dir immer Gründe geben, warum du noch nicht bereit bist.
- Weil Transformation eine bewusste Entscheidung erfordert. Niemand kann diesen Schritt für dich gehen – du musst ihn selbst wählen.

Doch hier ist die Wahrheit: **Der beste Zeitpunkt für deine Veränderung ist genau JETZT.**

1.1 Was passiert, wenn du dich nicht entscheidest?

Wenn du weiterhin wartest und dich zurückhältst, bleiben:

- Die alten Muster bestehen. Du wirst dich in den gleichen Herausforderungen wiederfinden.
- Die Selbstzweifel bestehen. Dein Verstand wird weiterhin Argumente finden, warum du es nicht schaffst.
- Deine Träume bleiben Träume. Ohne bewusste Handlung wird deine Vision immer eine vage Idee bleiben.

Aber wenn du dich jetzt entscheidest, öffnest du die Tür zu einer neuen Realität. Eine Realität, in der du die Kontrolle über dein Leben übernimmst, deine Energie bewusst ausrichtest und aktiv in deine Kraft trittst.

Warte nicht darauf,
dass sich das Leben für dich verändert!

Verändere dich selbst,
und dein Leben wird sich verändern!

2. Dein Weg zur Transformation – Schritt für Schritt

Deine Reise beginnt mit **einem einzigen Schritt**. Und dieser erste Schritt ist die Entscheidung, bewusst in deine neue Energie einzutreten.

Hier sind drei essenzielle Schritte, die du JETZT tun kannst, um deine Transformation zu starten:

2.1 Setze eine kraftvolle Intention

Eine bewusste Entscheidung erfordert eine klare Intention. Frage dich:

- Was will ich wirklich in meinem Leben verändern?
- Wie möchte ich mich in den nächsten 6 Monaten fühlen?
- Was ist mein größtes Ziel für meine persönliche Entwicklung?

Übung: Schreibe deine Intention in einer klaren, positiven Formulierung auf, z. B.: *„Ich entscheide mich heute bewusst dafür, mein altes Ich hinter mir zu lassen und meine volle Kraft zu entfalten.“*

Lies diese Intention täglich, um dein Unterbewusstsein darauf auszurichten.

2.2 Beginne mit einer konkreten Handlung

Transformation geschieht nicht nur durch Gedanken – sie erfordert Handlung. Wähle eine konkrete Aktion, die du **sofort** umsetzen kannst:

- Starte deine Morgenroutine mit einer kurzen Meditation.
- Führe ein Dankbarkeitsritual ein.
- Schreibe 3 Dinge auf, die du heute anders machen willst.
- Buche deine erste 1:1-Intensiv-Coaching-Session, um deine Blockaden gezielt aufzulösen.

2.3 Öffne dich für neue Möglichkeiten

Veränderung bedeutet, offen zu sein für Neues. Frage dich:

- Welche alten Denkmuster darf ich loslassen?
- Welche neuen Perspektiven kann ich annehmen?
- Wie kann ich mein Umfeld so gestalten, dass es meine Transformation unterstützt?

Oft reicht es schon, bewusste Entscheidungen in kleinen Dingen zu treffen, um eine große Veränderung in Gang zu setzen.

3. Du bist nicht allein – Lass uns gemeinsam starten!

Viele Menschen scheitern an ihrer Transformation, weil sie versuchen, alles allein zu bewältigen. Doch wahre Veränderung entsteht oft in **Verbindung und Unterstützung**.

3.1 Die Kraft von bewusster Begleitung

Indem du dich mit anderen verbindest, die den gleichen Weg gehen, entsteht eine **verstärkende Energie**, die dich motiviert und trägt.

- 1:1-Coaching: Individuelle Begleitung, um deine tiefsten Blockaden zu lösen
- Live-Sessions & Gruppenenergie: Ein geschützter Raum für Austausch und Wachstum
- Exklusive Meditationen & Rituale: Werkzeuge, die dich auf allen Ebenen unterstützen

Transformation ist einfacher, wenn du sie nicht alleine gehst.

3.2 Deine Einladung zum nächsten Schritt

Wenn du das Gefühl hast, dass **jetzt der Moment für deine Veränderung gekommen ist**, dann ist dies deine Einladung:

- Buche dein persönliches Gespräch, um gezielt herauszufinden, wohin es gehen kann.
- Nutze die Werkzeuge & Techniken aus dem Transformationsprogramm, um deine Energie dauerhaft zu verändern.

Bist du bereit?

Dann lass uns gemeinsam starten!

4. Fazit: Dein neues Leben beginnt genau in diesem Moment

Alles, was du für deine Transformation brauchst, ist bereits in dir – du musst es nur aktivieren.

Stell dir vor, wie dein Leben aussehen könnte, wenn du JETZT startest:

- Du fühlst dich energiegeladen, klar und voller Selbstvertrauen.
- Du hast deine Blockaden gelöst und bist in deinem höchsten Potenzial.
- Du manifestierst deine Ziele mit Leichtigkeit und Freude.

Diese Realität ist möglich – und sie beginnt mit **deiner Entscheidung JETZT.**

Bist du bereit für dein neues Leben? Dann starte jetzt!

Ich freue mich, ob so oder so, von dir zu hören, und noch mehr, wenn du einer der Menschen bist, die ihren individuellen Weg gehen wollen!

Bis dahin dir weiterhin viel Erfolg und eine tolle und giftfreie, gesunde Zeit!

Alles Gute!
Herzlich(t)e Grüße
Dein

Chris Hohlstamm von Dehnen
Gesundheits-, Fitness- und Vital-Trainer/Coach, ganzheitlicher Therapeut, Erfolgs-Profitrainer, Kausal- und Mentaltrainer, Meditationslehrer, ganzheitlicher Hypnose- und NLP-Therapeut ..

Hier kannst du dein kostenloses Gespräch buchen!

Link in den Browser eingeben oder QR-Code scannen:

https://www.soul-master-circle.de/detox-termin/

Adressen und Quellen für deinen Detox

Hier bekommst du Edelsteine, Räucherware, ätherische Öle, …

Engel-Webseite:

Online-Tageskarte ziehen, Engel-Essenzen,
Bücher, Seminare, mediale Coachings, …

Ahnen-Heilung:

Löse dich von alten Mustern, Prägungen und
Energien deiner Vergangenheit und lebe frei, …

Edelsteine:

Rosenquarz, schwarzer Turmalin, Bergkristall,
Pyrit, Labradorit, Amethyst, …

Räucherware und Räucherkohle:

Palo-Santo, Weihrauch in vielen verschiedenen
Sorten, weißer Salbei, …

100% reine ätherische Öle:

Rosmarin, Weihrauch, Lavendel, Zeder, Citronella
Kampfer, Bergamotte, …

Die schönste Aufgabe
im Leben ist es,
sich selbst zu managen!

Chris Hohlstamm von Dehnen z. W.

Weitere Bücher von Chris Hohlstamm von Dehnen z. W.

Erhältlich unter: www.lebensfreudeverlag.de

Sie sind ein Glückspilz

Der Ratgeber für eine grandios glückliche Lebenszeit!

14,90 €

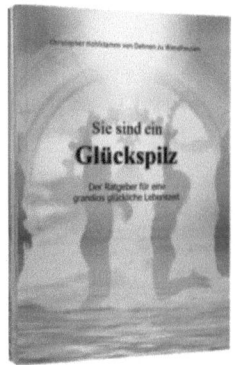

Heile deine Ahnen – Heile dich selbst

Mit mentalen Techniken alte Energien transformieren.

24,70 €

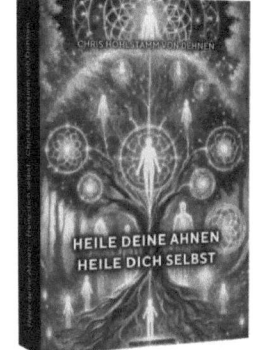

Mitten unter uns – Engel zum Anfassen

Entdecke die magische Welt der Engel – hautnah und greifbar!

17,70 €

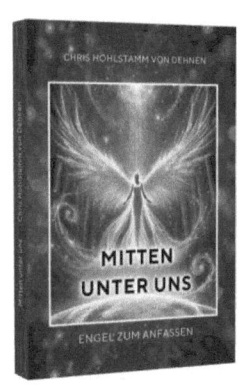

Im Licht deiner Seele

Heilung finden – Hoffnung leben – Stärke entfalten

12,70 €

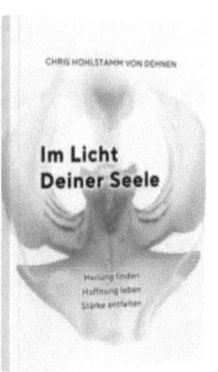

Wenn du nicht aufwachst, stirbst du tot!

Deine Reise zu einem bewussten Leben!

12,70 €

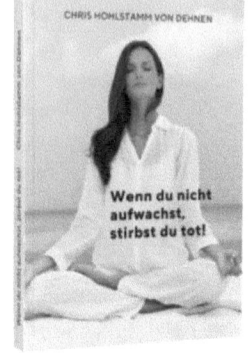

Bodhisattva

Vom gemobbten Pfarrerssohn zum Therapeuten und Menschenfreund

17,70 €

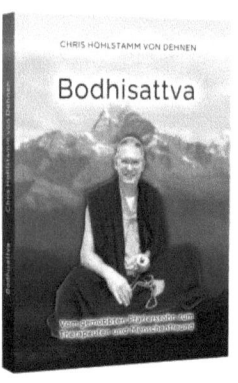

Wie Sie spielend Ihr Traumleben verwirklichen

... und innerlich & äußerlich reich werden!

7,50 €

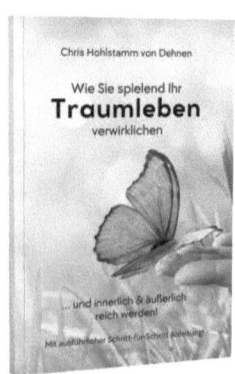

Die Reise ins Licht

Spirituelle Praktiken für kosmische Energie, Selbstvertrauen und ganzheitliches Bewusstsein!

8,70 €

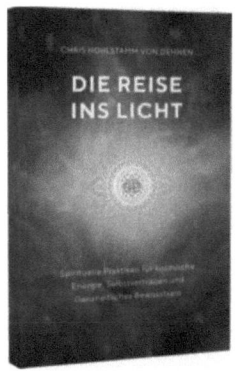

7 Methoden, um dich von negativen Energien zu befreien

11,11 €

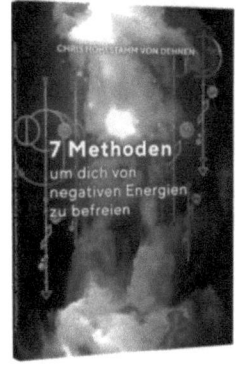

Die 25 goldenen Glücksregeln

... für ein Leben in Wohlstand, Reichtum und Harmonie!

17,90 €

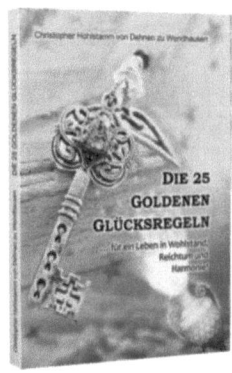

9 Schritte zu Unerschütterlichem Selbstvertrauen

Steigere Dein Selbstbewusstsein, Deine Energy, Kraft und Leistungsfähigkeit, ...

14,90 €

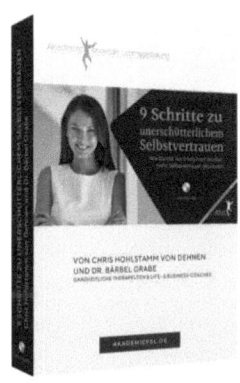

Erste Hilfe für die Partnerschaft

32 praktische Tipps, wie ihr Konflikte einfach lösen könnt, damit Harmonie und Liebe wieder sicht- und spürbar werden!

12,70 €

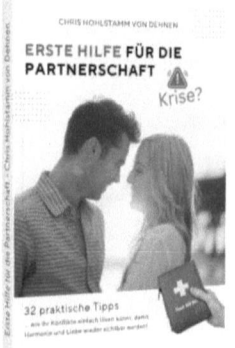

Business meets Kampfkunst

Erfolgs-Strategien für Selbstständige, Führungskräfte und Unternehmer!

19,90 €

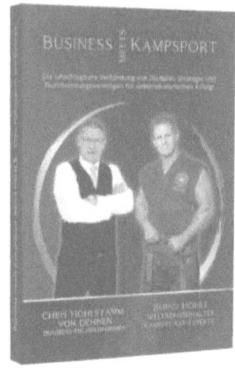

Erfolg ist D/eine Entscheidung

Erfolg ist kein Zufall! Er ist das Ergebnis bewusster Entscheidungen.

19,70 €

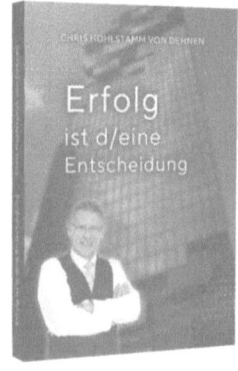

Der Geldfluss-Code

Überwinde limitierende Glaubenssätze und erlebe die natürliche Anziehung von Glück und Wohlstand!

12,70 €

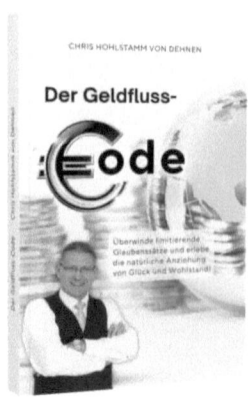